Sanjeev Kumar Subudhi

Novos Benzoxazóis Terapêuticos

Sanjeev Kumar Subudhi

Novos Benzoxazóis Terapêuticos

ScienciaScripts

Imprint

Any brand names and product names mentioned in this book are subject to trademark, brand or patent protection and are trademarks or registered trademarks of their respective holders. The use of brand names, product names, common names, trade names, product descriptions etc. even without a particular marking in this work is in no way to be construed to mean that such names may be regarded as unrestricted in respect of trademark and brand protection legislation and could thus be used by anyone.

Cover image: www.ingimage.com

This book is a translation from the original published under ISBN 978-620-2-09425-2.

Publisher:
Sciencia Scripts
is a trademark of
Dodo Books Indian Ocean Ltd. and OmniScriptum S.R.L publishing group

120 High Road, East Finchley, London, N2 9ED, United Kingdom
Str. Armeneasca 28/1, office 1, Chisinau MD-2012, Republic of Moldova, Europe
Printed at: see last page
ISBN: 978-620-7-96699-8

Índice

Capítulo - 1

1. Benzoxazóis

O benzoxazol (Fig. 1) (m.p. 27-30° C; b.p. 182° C) é uma molécula plana com sextetos de electrões π conjugados no sistema cíclico. As propriedades químicas dos benzoxazóis são de carácter aromático. O par de electrões solitários no azoto, que é coplanar com o anel heterocíclico, não está portanto envolvido na deslocalização e confere propriedades fracamente básicas. Associado à aromaticidade está um grau de estabilidade, mas quando estes são quarternizados, as espécies de azólio resultantes são significativamente activadas para o ataque nucleofílico.

(1)

Os benzoxazóis encontram-se numa variedade de produtos naturais e são habitualmente utilizados na investigação farmacêutica. São geralmente produzidos por condensação de um 2-aminofenol com um ácido carboxílico ou por ciclização oxidativa de um intermediário imina. Foi relatada uma ciclização suave catalisada por cobre de orto-haloanilidas para dar benzoxazóis. O núcleo do benzoxazol é uma importante porção heterocíclica e os seus derivados apresentam uma grande variedade de actividades biológicas importantes, tais como antimicrobiana, anti-inflamatória, antiviral, anti-histamínica, herbicida, anti-helmíntica, anticancerígena, hipoglicémica, agonista 5-HT3, diurética e antagonista 5-HT3, uricosúrica. O novo agente antibacteriano que contém o sistema benzoxazole, "Boxazomycin B" é relatado por suto e turner. O antibiótico que contém o anel benzoxazol, "calcymycin" e o agente anti-inflamatório, "Benoxaprofen" são também obtidos por vias sintéticas. A cloroxazona, uma cloroxazolidinona, tem propriedades relaxantes musculares e é utilizada para a redução de espasmos musculares dolorosos em doenças medicinais e ortopédicas. Estas classes de compostos são consideradas importantes devido às suas propriedades farmacológicas variadas. A literatura revela vários métodos para a síntese de compostos heterocíclicos com uma fração benzoxazol. Alguns dos esquemas importantes são resumidos a seguir:

Y: S, H
R: Ar, alkyl

0.1 eq. Sm(OTf)$_3$
EtOH / H$_2$O (2:1)
~ 55°C, 2 - 6 h

1.5 eq.

1) 5 mol-% catalyst
1.5 eq. CO (ex situ)
3 eq. DBU
dioxane, T$_1$, 15 h

2) 6 eq. MeSO$_3$H
100°C, 4 h

R' (T$_1$):
Ar (80°C)
vinyl (60°C)

ex situ CO:
9-methylfluorene-
9-carbonyl choride,
1 mol-% catalyst
2 eq. Cy$_2$NMe,
dioxane, T$_1$, 15 h
catalyst:
Pd(cod)Cl$_2$+HBF$_4$P(tBu)$_3$

1.5 eq.

0.1 eq. TsOH · H$_2$O
0.1 eq. CuI
MeCN
80 or 100°C, 16 h

R: Me (80°C), Et (100°C)

1 - 1.5 eq.

1 eq. BF$_3$ · OEt$_2$
DCM, r.t., 2 - 4 h

Y: O, S, NH
R': alkyl
R'': alkyl

1.5 eq. TMSN$_3$
1.5 eq. TfOH
DCM, r.t., o.n.

R': 1° alkyl

1.5 eq.

Ar—X + CN +

X: I, Br

5 mol-% PdCl$_2$
5 mol-% dppf
2 eq. Cs$_2$CO$_3$
toluene, reflux, 2 h

5 mol-% CuO nanoparticles
1.5 eq. K$_2$CO$_3$ or Cs$_2$CO$_3$
DMSO, 110°C, 12 - 30 h

R': Ar (K$_2$CO$_3$)
alkyl (Cs$_2$CO$_3$)

3 eq. NaOCl
(10 % aq.)
iPrOH
r.t., 10 - 30 min

R': alkyl

0.2 eq. Cu(OTf)$_2$
O$_2$ (balloon)
toluene, 80°C, 1.5 - 4 h

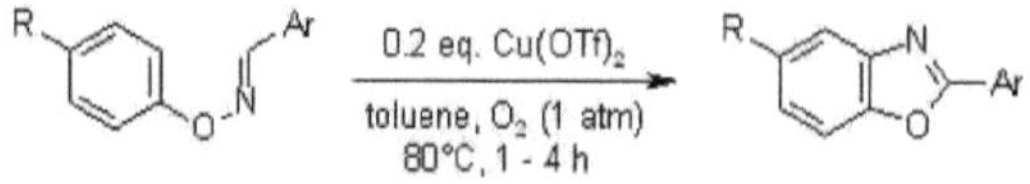
0.2 eq. Cu(OTf)2
toluene, O2 (1 atm)
80°C, 1 - 4 h

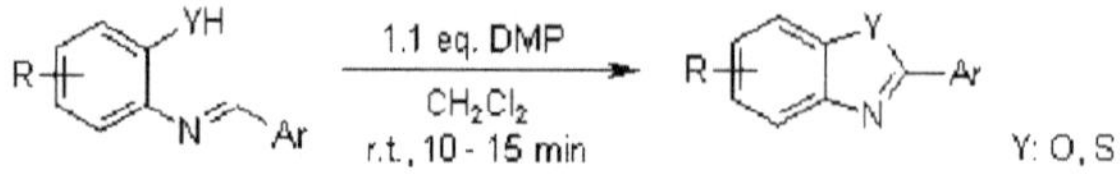
1.1 eq. DMP
CH2Cl2
r.t., 10 - 15 min
Y: O, S

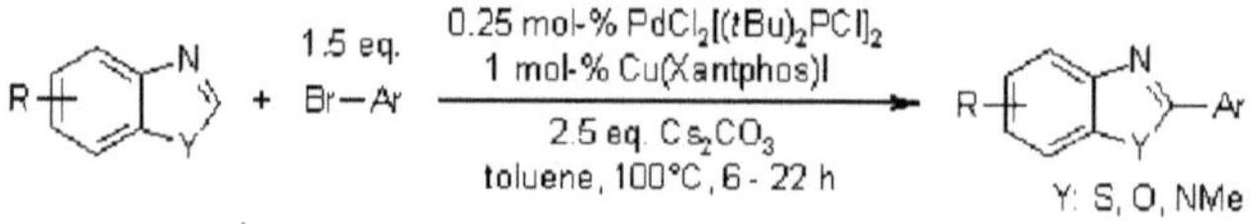
1.5 eq.
Br—Ar
0.25 mol-% PdCl2[(tBu)2PCl]2
1 mol-% Cu(Xantphos)I
2.5 eq. Cs2CO3
toluene, 100°C, 6 - 22 h
Y: S, O, NMe

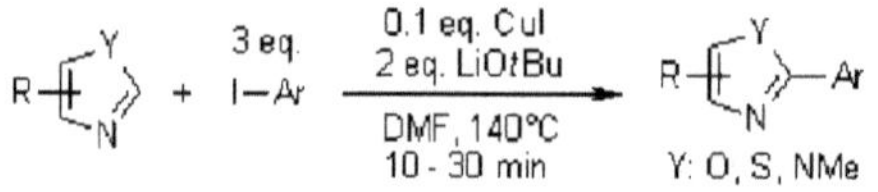
3 eq.
I—Ar
0.1 eq. CuI
2 eq. LiOtBu
DMF, 140°C
10 - 30 min
Y: O, S, NMe

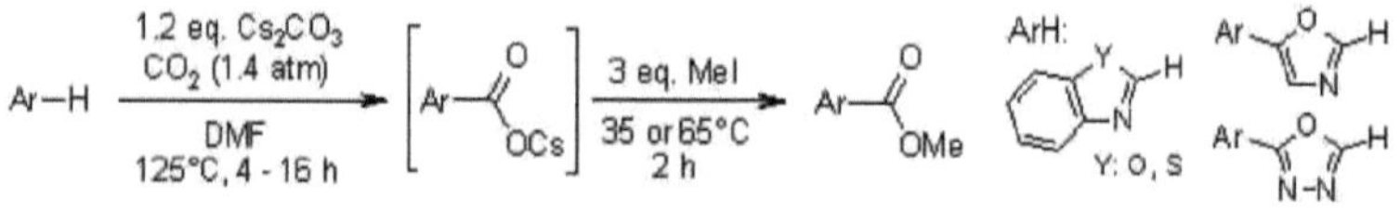
1.2 eq. Cs2CO3
CO2 (1.4 atm)
DMF
125°C, 4 - 16 h
3 eq. MeI
35 or 65°C
2 h
ArH:
Y: O, S

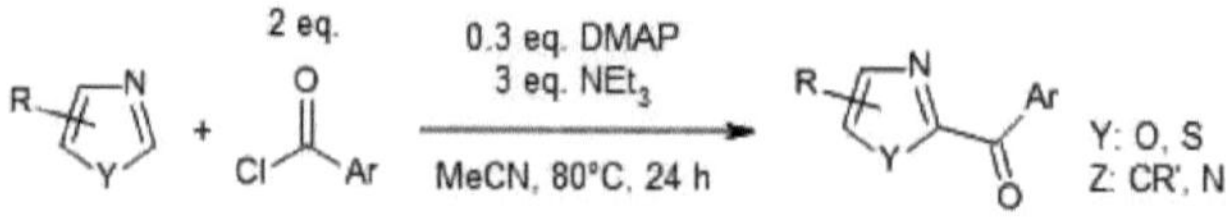
2 eq.
0.3 eq. DMAP
3 eq. NEt3
MeCN, 80°C, 24 h
Y: O, S
Z: CR', N

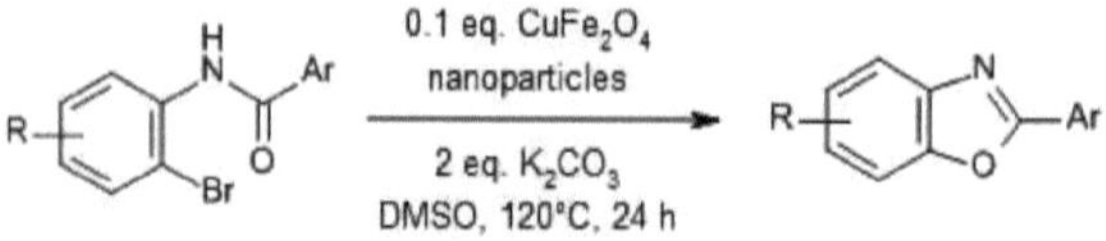
0.1 eq. CuFe2O4
nanoparticles
2 eq. K2CO3
DMSO, 120°C, 24 h

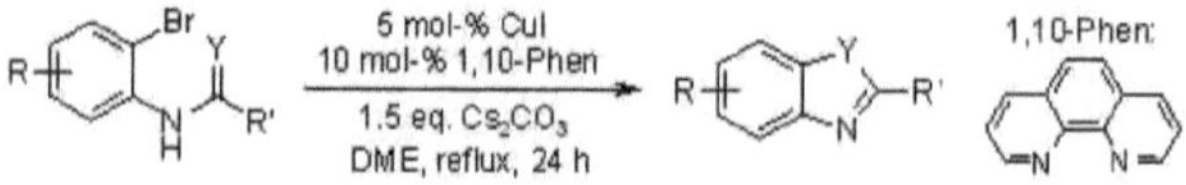
5 mol-% CuI
10 mol-% 1,10-Phen
1.5 eq. Cs2CO3
DME, reflux, 24 h
1,10-Phen:

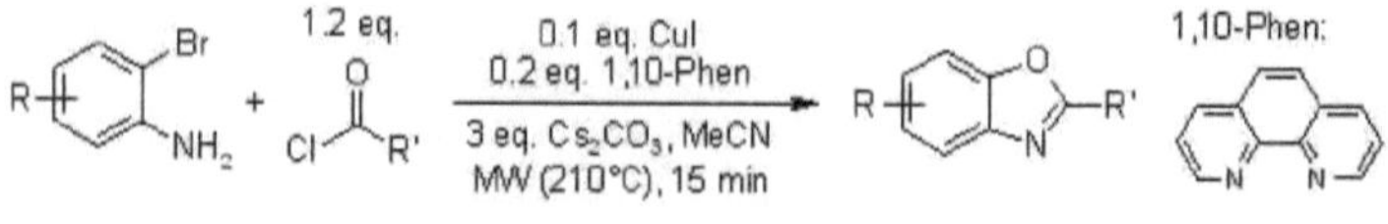
1.2 eq.
0.1 eq. CuI
0.2 eq. 1,10-Phen
3 eq. Cs2CO3, MeCN
MW (210°C), 15 min
1,10-Phen:

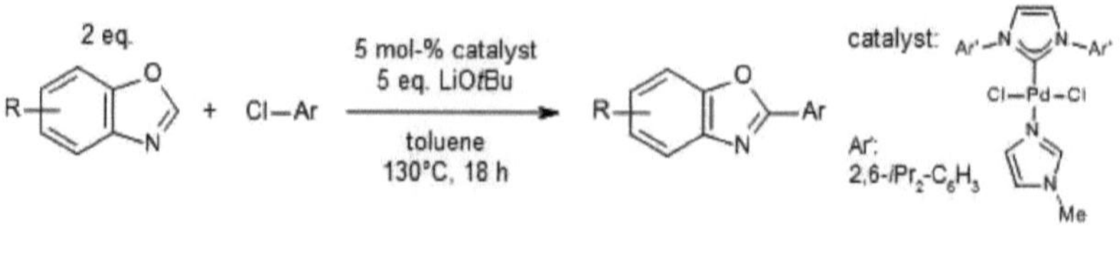
2 eq.
Cl—Ar
5 mol-% catalyst
5 eq. LiOtBu
toluene
130°C, 18 h
catalyst:
Ar':
2,6-iPr2-C6H3

catalyst: additive:

1.2 eq.
0.1 eq. catalyst
0.1 eq. additive

1.2 eq. NaOtBu
toluene
80°C, 16 h

R', R": alkyl

1.5 eq.
5 mol-% Pd(OAc)$_2$
6 mol-% DPEPhos

5 eq. LiOtBu
dioxane, 120°C, 14 h

DPEPhos:

1 eq. LiHMDS
(1 M in hex)

THF
5°C → r.t., 1 h

Y: O, NH, NMe

1.2 eq.
5 mol-% Pd(PPh$_3$)$_4$

dioxane, air
r.t. or 80°C, 2 - 12 h

R': alkyl, Bn, PMP

1 mol-% Ru(bpy)$_3$Cl$_2$
hν (blue LEDs, 447.5 nm)

MeNO$_2$, air, r.t., 18 h

R: alkyl

0.2 eq. CuCl
2 eq. (tBuO)$_2$

0.8 eq. AcOH, air
toluene, 80°C, 16 h

R': alkyl,
benzyl

Capítulo - 2

2. Síntese de novos derivados de 2-mercapto benzoxazole

(1)   Síntese do 4-Carbometoxi-2-nitrofenol (II)1

A uma solução de nitrato de alumínio (40 g) em mistura de ácido acético e anidrido acético (1:1) (160 ml) foi adicionado um fenol apropriado, isto é, 4-hidroxibenzoato de metilo (I, 40 g) em pequenas porções, enquanto arrefecia e agitava ocasionalmente. A mistura reacional foi deixada à temperatura ambiente durante 1,5 horas, agitando intermitentemente o conteúdo para completar a nitração. A solução castanha resultante foi diluída com água gelada (500 ml) e acidificada com ácido nítrico concentrado (40 ml) para obter um precipitado amarelo volumoso. Este foi filtrado, lavado com uma pequena quantidade de metanol e purificado por recristalização a partir de álcool para obter um sólido cristalino amarelo (44g, 85%), m.p. 73oC (lit.m.p.730C).

(2)   Síntese do 3-amino-4-hidroxibenzoato de metilo (III)2 Dissolveu-se o 4-Carbometoxi-2-nitrofenol (II,10g) em álcool a ferver (50%,100ml) e adicionou-se ditionito de sódio a esta solução de álcool a ferver até esta se tornar quase incolor. Em seguida, o álcool foi reduzido a um terço do seu volume por destilação e o líquido residual foi triturado com água gelada. O produto resultante, incolor e brilhante, foi filtrado, lavado com água fria e seco. Foi purificado por recristalização a partir de benzeno para obter escamas incolores e brilhantes (5,1 g, 60%), m.p.143oC (lit. m.p. 143oC).

(3)   Síntese do ácido 2-Mercapto-1,3-benzoxazole-5-carboxílico (IV)3

O 3-amino-4-hidroxibenzoato de metilo (III, 0,01mol) foi dissolvido em hidróxido de potássio alcoólico (0,15 mol) e depois refluxado com dissulfureto de carbono (0,15mol) durante 4 horas. Em seguida, a mistura reacional foi arrefecida à temperatura ambiente e o excesso de hidróxido de potássio foi neutralizado com ácido clorídrico diluído para obter cristais incolores. Em seguida, o produto resultante foi seco e recristalizado a partir de metanol, m.p. 214oC, rendimento 75%.

(4)   Síntese do tioacetato de etilo (benzoxazole-2-il)-5-carboxi (V)

O ácido 2-Mercapto-1,3-benzoxazole-6-carboxílico (IV, 0,1mol) e o carbonato de potássio anidro (0,15mol) foram dissolvidos em acetona seca (0,1mol) e adicionou-se cloroacetato de etilo (0,1mol). A solução resultante foi refluxada num balão de fundo redondo de 100 ml durante 18 horas e depois concentrada no vácuo. A mistura reacional foi vertida em gelo picado. O produto sólido assim separado foi lavado com água fria e recristalizado a partir de etanol, m.p. 81oC, rendimento de 70%.

(5)   Síntese da hidrazida do ácido (benzoxazole-2-il)-5-carboxi-tiocético (VI)

O tioacetato de etilo (benzoxazole-2-il)-6-carboxi (V, 0,1 mol) foi refluxado com excesso de hidrato de hidrazina (99%) em metanol (50 ml) durante 4 horas num banho de água. A quantidade em excesso do solvente foi destilada. O sólido assim separado foi filtrado, lavado com etanol frio e recristalizado a partir de etanol, m.p. 191oC, rendimento de 80%.

(6)   Síntese das hidrazidas de arilidina do ácido (benzoxazole-2-il)-5-carboxi-tiocético (VII)

Uma mistura do composto (VI), isto é, hidrazida do ácido (benzoxazole-2-il)-5-carboxi-tiocético (0,01mol) e um aldeído aromático apropriado (0,01mol) em metanol (50 ml) foi aquecida sob refluxo num banho de água durante cerca de 3 horas. O composto assim obtido, após arrefecimento, foi filtrado, lavado com uma pequena porção de metanol frio e seco. Foi purificado por recristalização a partir de solventes adequados.

Doze compostos foram preparados adoptando o procedimento acima descrito e os seus dados físicos são apresentados na tabela 1.

H₃CHOOC—⬡—OH
Nitration
Aluminium Nitrate / acetic anhydride
I
Methyl 4-hydroxybenzoate
H₃CHOOC—⬡—OH NO₂
Reduction
Sodium dithionite boiling alcohol
II
Methyl 4-hydroxy-3-nitrobenzoate
H₃CHOOC—⬡—OH NH₂
III
Methyl 3-amino-4-hydroxybenzoate
CS₂/alcoholic KOH
HOOC—⬡—SH
IV
2-Sulfanyl-1,3-benzoxazole-5-carboxylic acid
anhydrous K₂CO₃/ dry acetone
ethyl chloroacetate
HOOC—⬡—S—COOC₂H₅
V
2-[(2-Ethoxy-2-oxoethyl)sulfanyl]-1,3-benzoxazole-5-carboxylic acid
Hydrazine hydride
CH₃OH
HOOC—⬡—S—CONHNH₂
VI
2-[(2-Hydrazinyl-2-oxoethyl)sulfanyl]-1,3-benzoxazole-5-carboxylic acid
Ar-CHO/CH₃OH
HOOC—⬡—S—NH—N=CH—Ar
VII
(Benzoxazole-2-yl)-5-carboxy thioacetic acid arylidine hydrazides

Capítulo - 3

3. Caracterização físico-química

3.1. Ponto de fusão

Os pontos de fusão dos compostos orgânicos foram determinados pelo método do tubo capilar aberto. O ponto de fusão é um critério valioso de pureza para um composto orgânico, uma vez que um cristal puro tem um ponto de fusão definido e nítido. A pureza não deve ser assumida, mas deve ser estabelecida pela observação de quaisquer alterações no ponto de fusão quando o composto é sujeito a purificação por recristalização. Os compostos sintetizados mostraram alterações mínimas no ponto de fusão após a recristalização, respetivamente. Os pontos de fusão dos compostos são apresentados na tabela de dados físicos.

3.2. Solubilidade

A solubilidade dos compostos sintetizados foi testada em vários solventes. Todos os compostos sintetizados são solúveis em Dimetilsulfóxido, Dimetilformamida, Clorofórmio e Metonol.

3.3. Análise elementar

A análise elementar (C, H e N) dos compostos sintetizados foi determinada utilizando o analisador elementar Carlo Erba EX 1108.

3.4. Cromatografia de camada fina

A cromatografia é uma técnica importante para identificar a formação de novos compostos e também para determinar a pureza dos compostos. O valor Rf é caraterístico de cada composto. a) Preparação do cromatoplato:

Foram utilizadas placas de vidro limpas e secas. Preparou-se uma pasta uniforme de sílica-gel-G em água, na proporção de 1:2. A pasta foi então vertida na câmara do aplicador TLC, que foi fixado e a espessura foi fixada em 0,5 mm. As placas de vidro foram movidas suavemente sob o aplicador para obter uma camada uniforme de lama nas placas. As placas foram secas primeiro à temperatura ambiente e depois mantidas para ativação a 110oC durante 1 hora.

b) Preparação do sistema de solventes:

O sistema de solventes utilizado para o desenvolvimento do cromatograma foi preparado através da mistura cuidadosa de diferentes solventes em proporções específicas.

c) Aplicação da amostra:

A solução dos compostos originais e dos seus derivados foi recolhida num pequeno tubo capilar perfurado e colocada a 2 cm da base da placa.

d) Desenvolvimento do cromatograma:

As placas foram desenvolvidas por técnica ascendente quando a frente de solvente atingiu uma distância de 10-12 cm, foram retiradas e secas à temperatura ambiente.

c) Deteção de manchas:

As manchas reveladas foram detectadas expondo-as a vapores de iodo.

f) Cálculo dos valores Rf:

Os valores Rf dos compostos foram calculados utilizando a fórmula.

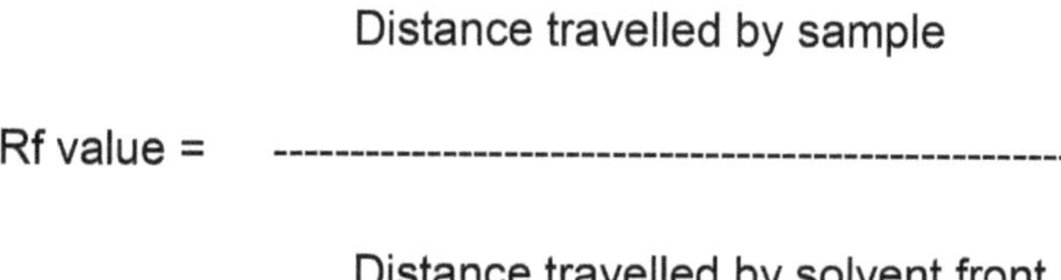

$$Rf \text{ value} = \frac{\text{Distance travelled by sample}}{\text{Distance travelled by solvent front}}$$

Em todos estes casos, verificou-se que a distância percorrida pela amostra era diferente da distância percorrida pelo composto de origem detectado juntamente com ela. Isto confirma que o composto formado era totalmente diferente do composto de origem. Além disso, uma vez que toda a amostra apresentou uma única mancha, os compostos foram considerados isentos de impurezas.

1.1. Espectroscopia de infravermelhos (IR)

Os picos no espetro de IV dão uma ideia da estrutura provável do composto. A região do IR varia entre 4000-650 cm^{-1} . Os derivados, incluindo os intermediários, foram registados no espetrómetro NICOLET FT-IR. O que mostrou diferentes níveis de vibração das moléculas utilizando a técnica de pastilhas de KBr. As bandas de absorção caraterísticas dos poucos compostos sintetizados são apresentadas na tabela 2.

1.6. Espectroscopia de Ressonância Magnética Nuclear (^{1}H NMR)

A espetroscopia NMR permite-nos registar as diferenças nas propriedades magnéticas dos vários núcleos magnéticos presentes e deduzir em grande medida a posição destes núcleos dentro da molécula. Podemos deduzir quantos tipos diferentes de ambiente existem nas moléculas e também que átomos estão presentes em grupos vizinhos. Os espectros de RMN de protões permitem-nos conhecer os diferentes ambientes químicos e magnéticos correspondentes aos protões nas moléculas. [1]Os espectros de RMN de protões dos compostos do título foram registados em BRUKER AV-300 MHz (ou) BRUKER AMX-400 MHz. Os espectros de RMN de protões dos poucos compostos sintetizados são apresentados na tabela 2.

1.7. Espectroscopia de massa de bombardeamento atómico rápido (FAB- MS)

A espetroscopia de massa permite-nos saber:

a)   As massas moleculares relativas (pesos moleculares) podem ser deduzidas com uma precisão muito elevada, a partir desta fórmula molecular exacta.

b)   Detetar no interior das moléculas os locais em que prefere a fragmentação, deduzindo assim a presença de grupos reconhecíveis no interior da molécula.

c)   Como método de identificação de analitos por comparação dos seus espectros de massa com bibliotecas de espectros de massa digitalizados de compostos conhecidos.

Os espectros de massa dos compostos do título foram registados no espetrómetro de massa Quatro II da Micromass. Os dados espectrais de alguns dos compostos sintetizados são apresentados na tabela 2.

Capítulo - 4

4. Rastreio biológico

Tendo em conta a importância biológica e farmacológica de diferentes séries de derivados do benzoxazol, considerou-se útil avaliar a nova série de derivados do benzoxazol quanto às suas possíveis actividades.

Na presente investigação, tendo sintetizado estes novos compostos, considerou-se pertinente analisar, preliminarmente, todos eles quanto aos seus estudos de toxicidade, alterações comportamentais grosseiras, atividade locomotora, atividade analgésica, atividade anti-inflamatória e propriedades antimicrobianas. Todas as experiências com animais foram realizadas de acordo com as recomendações do Comité Institucional de Ética Animal (IAEC) afiliado ao CPCSEA, com o número de registo 1505/PO/a/11/CPCSEA.

Para este efeito, todos os novos derivados do benzoxazol (VII$_a$ - vIII) foram submetidos aos seguintes testes de seleção, através de métodos adequados.

4.1. Toxicidade aguda

Foram utilizados no presente estudo ratos suíços albinos machos, saudáveis e adultos, pesando entre 20-25g. Os animais foram submetidos a um jejum de 24 horas e divididos em grupos de seis animais cada. Os compostos de teste, suspensos em solução de carboximetilcelulose de sódio (0,1%) foram administrados, intraperitonealmente, em doses de 5mg a 2000mg por kg (b.w.). Os grupos de animais de controlo receberam apenas o veículo (CMC de sódio a 0,1%). Os animais foram observados durante 48 horas a partir do momento da administração do composto de teste para registar a mortalidade.

4.2. Estudos comportamentais brutos

Todos os compostos testados para estudos de toxicidade aguda foram também observados quanto a alterações comportamentais grosseiras, continuamente durante 3 horas a partir da administração dos compostos e durante 48 horas, de forma intermitente, e comparados com os grupos de ratos de controlo.

No perfil comportamental, os animais foram observados quanto a alterações no seu comportamento:

i) Sensibilização :   a)   atenção

                                   b)   colocação visual

                                   c)   estereótipo e

                                   d)   passividade

ii) Humor :   a)   aliciamento

                                   b)   vocalização

                                   c) inquietação

                                   d) irritabilidade e e) medo

iii) Atividade motora :   a)   reatividade

                                   b)   resposta ao toque e

                                   c)   reação à dor

Todas as respostas comportamentais brutas são apresentadas na tabela 3.

4.3. Atividade locomotora

A atividade locomotora foi estudada com um actofotómetro após meia hora de administração dos compostos testados. Os resultados foram analisados pelo teste 't' emparelhado e apresentados na tabela 4.

4.4. Atividade analgésica

As patas dos ratos e ratazanas são muito sensíveis ao calor a temperaturas que não danificam a pele. As respostas são saltar, retirar as patas e lamber as patas. O tempo até estas respostas ocorrerem é prolongado após a administração de analgésicos de ação central.

Para cada dose, foram utilizados grupos de 10 ratinhos de ambos os sexos com um peso inicial de 18-22 g. A placa quente, disponível comercialmente, consiste numa superfície aquecida eletricamente. A temperatura foi controlada para 55 a 56º C. Esta pode ser uma placa de cobre ou uma superfície de vidro aquecida. Os animais foram colocados na placa quente e o tempo decorrido até à ocorrência de lambidelas ou saltos foi registado por um cronómetro. A latência foi registada antes e após 20, 60 e 90 minutos da administração intraperitonial do composto padrão ou do composto de ensaio. O tramadol foi utilizado como padrão numa dose de 5 mg/kg b.w. (S.C.). Os resultados foram comparados com o teste T e apresentados na tabela 5.

4.5. Atividade anti-inflamatória

Os ratos albinos da estirpe Wistar, com peso entre 180 e 250 g, jejuados 24 horas antes do teste, foram divididos em quatro grupos de cinco animais cada. O volume da pata traseira direita foi medido com um pletismómetro. Esta foi a leitura inicial. Os compostos foram testados na dose de 200 mg/kg e 400 mg/kg de peso corporal. O ibuprofeno 50 mg/kg foi utilizado como padrão. Os compostos foram administrados como suspensões em CMC de sódio (0,5% p/v) por via intraperitonial 1 hora antes da injeção de carragenina. Os animais do grupo de controlo receberam apenas uma suspensão de CMC de sódio. Foi injetado 0,1 ml de uma suspensão de carragenina a 1,0% p/v em solução salina normal na região plantar (aponeurose) da pata traseira direita. O inchaço produzido após a injeção do agente flogístico foi medido em intervalos de hora a hora durante 6 horas. A percentagem de inibição do edema foi calculada utilizando a fórmula abaixo indicada e os resultados são apresentados no quadro 6.

$$\% \text{ inhibition of edema} = \frac{\text{Mean-edema of control group} - \text{Mean-edema of treated group}}{\text{Mean edema of control group}} \times 100$$

4.6 Atividade antibacteriana

A atividade antibacteriana dos compostos sintetizados foi verificada contra duas bactérias gram positivas, *Bacillus subtilis* e *Staphylococcus aureus*, e duas bactérias gram negativas, *Escherichia coli* e *Proteus vulgaris*, utilizando o método da placa em taça. A ampicilina de sódio foi utilizada como padrão para comparar os resultados.

Meio de cultura : O caldo de nutrientes foi utilizado para a preparação do inóculo das bactérias e o ágar nutriente foi utilizado para o método de rastreio.

Composição do meio de ágar nutriente

Peptona5   ,0 gm

Cloreto de sódio5   ,0 gm

Extrato de carne de bovino1   ,5 gm

Extrato de levedura1   ,5 gm

Ágar15   ,0 gm

Água destilada até   1000 ml

pH7 ,4 ±0,2

Os organismos de teste foram subcultivados em meio de ágar nutriente. Os tubos que continham o meio esterilizado foram inoculados com a respectiva estirpe bacteriana. Após incubação a 37° C + 1° C durante 24 horas, foram armazenados no frigorífico. As culturas de reserva foram mantidas. O inóculo bacteriano foi preparado transferindo uma alça da cultura de reserva para caldo nutritivo (100 ml) em frascos cónicos (250 ml). Os frascos foram incubados a 37° C + 1° C durante 48 horas antes da experimentação.

A solução do composto em estudo foi preparada dissolvendo 10 mg em formamida dimetílica. Foi preparado um padrão de referência para as bactérias gram positivas e gram negativas dissolvendo uma quantidade rigorosamente pesada de ampicilina de sódio em água destilada estéril.

O meio de ágar nutriente foi esterilizado em autoclave a 121° C (15 lb/sq. inch) durante 15 minutos. As placas de Petri, os tubos e os frascos tapados com algodão foram esterilizados numa estufa de ar quente a 160° durante uma hora. Em cada placa de Petri esterilizada (10 cm de diâmetro), verteu-se cerca de 27 ml de meio de ágar nutriente fundido e inoculou-se com a respectiva estirpe de bactérias (6 ml de inóculo para 300 ml de meio de ágar nutriente), transferindo-a aseptcamente. As placas foram deixadas à temperatura ambiente para permitir a solidificação. Em cada placa, os copos de 6 mm de diâmetro foram feitos com uma broca esterilizada. Em seguida, foram adicionados 0,1 ml da solução de ensaio aos respectivos copos, de forma asséptica, e rotulados em conformidade. As placas foram mantidas sem perturbação durante pelo menos 2 horas no frigorífico para permitir a difusão correta da solução no meio de ágar nutriente. Após incubação das placas a 37° + 1° C durante 24 horas, o diâmetro da zona de inibição em torno de cada um dos copos foi medido com a ajuda de uma balança e apresentado na tabela 7. Todas as experiências foram efectuadas em triplicado.

4.7. **Atividade antifúngica**

Todos os compostos analisados quanto à atividade antibacteriana foram também testados quanto à sua atividade antifúngica. Os fungos utilizados para o rastreio foram : *Aspergillus niger, Aspergillus flavus, Fusarium oxysporum* e *Curvularia lunata.*

Os organismos de teste foram subcultivados utilizando o meio de batata-dextrose-ágar. Os tubos contendo o meio esterilizado foram inoculados com os fungos testados e, após incubação a 25° durante 48 horas, foram armazenados a 4° no frigorífico.

O inóculo foi preparado tomando uma alçada da cultura de reserva para cerca de 100 ml de caldo nutritivo, em frascos cónicos de 250 ml. Os frascos foram incubados a 25° durante 24 horas antes de serem utilizados.

As soluções das substâncias de ensaio foram preparadas através de um procedimento semelhante ao descrito para a atividade antibacteriana. Foi preparado um padrão de referência (1 mg/ml conc.) dissolvendo 10 mg de clotrimazol em 10 ml de dimetilformamida (grau Analar). Além disso, a diluição foi feita com a própria dimetilformamida para obter uma solução de concentração de 100 µg/ml.

O meio de batata-dextrose-ágar foi esterilizado por autoclavagem a 121° 15 lb/sq. inch) durante 15 minutos. As placas de Petri, os tubos e os frascos com tampões de algodão foram esterilizados numa estufa de ar quente a 150° , durante uma hora. Em cada placa de Petri esterilizada, foram adicionados, de forma asséptica, cerca de 27 ml de meio de batata-dextrose-ágar fundido, incutido com o respetivo fungo (6 ml de inóculo em 300 ml de meio de batata-dextrose). Após a solidificação do meio à temperatura ambiente, foram feitos três discos de 6 mm de diâmetro em cada placa com uma broca esterilizada. Foram transferidos para os discos, de forma asséptica, 0,1 ml (1000 µg/ml conc.) da solução de teste e rotulados em conformidade. O padrão de referência, 0,1 ml (100 ^.ig/ml conc.) foi também adicionado aos discos em cada placa. As placas foram mantidas à temperatura ambiente durante 2 horas, pelo menos para permitir que a solução se difundisse corretamente no meio de batata-dextrose-ágar. Em seguida, as placas foram incubadas a 25° C durante 48 horas. O diâmetro da zona de inibição foi lido com a ajuda de um "leitor de zona de antibiótico" e representado na tabela 8. As experiências foram efectuadas em triplicado, a fim de minimizar os erros.

4.8. Atividade Anteléntica

Os compostos de benzoxazol sintetizados (VII a - I) foram testados quanto à atividade anti-helméntica utilizando minhocas (*Pheretima Postuma*). Seis minhocas adultas indianas de tamanho quase igual, com 5 a 8 cm de comprimento e 0,2 a 0,3 cm de largura, foram colocadas na solução padrão do medicamento e nas soluções dos compostos de ensaio à temperatura ambiente. A CMC a 0,5 % foi utilizada como veículo. A suspensão de fármaco padrão foi preparada tomando 50 µg/ml de Albendazol em 0,5% CMC e as suspensões de compostos de teste foram preparadas tomando 500 µg/ml em 0,5% CMC. Os compostos foram avaliados quanto ao tempo necessário para a paralisia completa e morte das minhocas. O tempo médio de paralisia e o tempo letal para cada composto de teste foram registados e comparados com o medicamento padrão. O tempo que as minhocas demoram a ficar imóveis foi registado como o tempo de paralisia.

Para verificar a morte das minhocas imóveis, foram-lhes frequentemente aplicados estímulos externos, que estimulam e induzem o movimento das minhocas. Se estiverem vivas, o tempo letal médio e o tempo de paralisia das minhocas para os diferentes compostos de ensaio e para o medicamento padrão estão tabelados no quadro 9.

4.9. Atividade Antioxidante

Materiais e métodos

Materiais : -

Ácido ascórbico (grau analítico, Merck Índia)

Metanol (grau HPLC, Merck Índia)

DPPH (Sigma-Aldrich, EUA)

Compostos de ensaio

Água duplamente destilada

Procedimento

Preparação de soluções padrão de ácido ascórbico: A quantidade necessária de ácido ascórbico foi pesada com exatidão e dissolvida em água destilada para preparar uma solução de reserva de 1 mM. Foram preparadas soluções de diferentes concentrações de ácido ascórbico 10 nM, 30 nM, 100 nM, 300 nM, 1 µM, 3 µM, 100 µM, 300 µM, 1 mM a partir da solução de reserva.

Preparação da solução de DPPH: 0,05 mM de DPPH foi preparado dissolvendo 19,71 mg de DPPH em 100 ml de metanol. A solução foi protegida da luz solar para evitar a oxidação do DPPH.

Preparação dos compostos de ensaio: A quantidade necessária de composto de ensaio foi dissolvida em metanol e foi preparada uma solução de reserva de 1 mM. A partir da solução de reserva, foram preparadas soluções com concentrações de 100 nM a 1 mM.

Gráfico padrão de ácido ascórbico: 0,2 ml de solução de DPPH foram adicionados a 2,8 ml de solução de ácido ascórbico num tubo de ensaio envolvido em folha de alumínio e a sua absorvância foi lida a 517 nm utilizando um espetrofotómetro de feixe duplo UV-visível. Os resultados foram representados num gráfico e o valor IC50 foi determinado.

Compostos de ensaio: Os valores de IC50 dos compostos de ensaio foram determinados por um procedimento semelhante ao da determinação do ácido ascórbico.

Princípio : O método baseia-se no princípio descrito por Blois *et al.*[15] method. O modelo de eliminação do radical DPPH (1,1- difenil-2-picril-hidrazil) estável é um método amplamente utilizado para avaliar a atividade antioxidante num tempo relativamente mais curto em comparação com outros métodos. Pensa-se que o efeito dos antioxidantes na eliminação do radical DPPH se deve à sua capacidade de doação de hidrogénio[16] .

O DPPH é um radical livre estável e aceita um eletrão (ou) radical de hidrogénio para se tornar uma molécula diamagnética estável[17] . A capacidade de redução do radical

DPPH foi determinada pela diminuição da sua absorvância a 517 nm induzida por antioxidantes. O máximo de absorção de um radical DPPH estável em etanol situa-se a 517 nm.

A diminuição da absorvância do radical DPPH causada pelos antioxidantes, devido à reação entre as moléculas antioxidantes e o radical, progride, o que resulta na eliminação do radical por doação de hidrogénio. A reação entre as moléculas antioxidantes e o radical progride, o que resulta na eliminação do radical por doação de hidrogénio. Por conseguinte, o DPPH é normalmente utilizado como substrato para avaliar a atividade antioxidante dos antioxidantes[18,19].

A redução da absorvância é calculada como percentagem de inibição da seguinte forma

$$\% \text{ inhibition} = \frac{\text{Absorbance of Blank} - \text{Absorbance of Test}}{\text{Absorbance of Blank}} \times 100$$

Os valores calculados de IC_{50} de todos os compostos de ensaio e dos compostos padrão são apresentados na tabela 10.

4.10.   Atividade anticonvulsiva

Para estudar a atividade anticonvulsiva, foram utilizados ratos wistar divididos em 14 grupos compostos por seis animais em cada grupo. O grupo I serviu como controlo positivo (convulsões induzidas por MES) 150 mv. O grupo II serviu como padrão de referência Diazepam (4mg/kg). O Grupo III é constituído por 12 compostos de ensaio recentemente sintetizados (VII a - VII l) e todos os compostos foram tomados numa dose de 200mg/kg de peso corporal em 0,5 % de CMC.

Após 30 minutos de administração dos compostos de ensaio, todos os grupos de ratos receberam um eletrochoque máximo através de eléctrodos auriculares (tipo pinça) utilizando um electroconvulsímetro. O eletrochoque consistiu num único impulso com uma corrente de 150 mv aplicada através dos eléctrodos auriculares durante cerca de 0,3 segundos. O tempo passado pelo animal em flexão tónica, a fase extensora tónica e a latência do início do clonus são considerados como parâmetros da atividade anticonvulsiva.

A redução ou a abolição completa de todas as fases é considerada como uma propriedade anticonvulsiva dos compostos testados.

A percentagem de proteção da fase extensora tónica é calculada pela seguinte fórmula

$$\% \text{ protection} = \frac{\text{Control - test}}{\text{Control}} \times 100$$

As inibições percentuais de todos os compostos, juntamente com o controlo e o medicamento padrão, são mencionadas na tabela 11.

4.11.   Atividade antidiabética

Indução experimental de diabetes em ratos

Os ratos foram tornados diabéticos com uma injeção intraperitoneal de Alloxon mono-hidratado dissolvido em tampão citrato (0,1 mol, pH 4-5) 100 mg/kg de peso corporal. A diabetes foi confirmada nos ratos Alloxon através da medição do nível de glucose no sangue em jejum 48 horas após a injeção de Alloxon. Os ratos com um nível de glucose no sangue superior a 250 mg/dl foram considerados diabéticos e utilizados nesta experiência.

Conceção experimental

Após a indução da diabetes, os ratos foram divididos em 4 grupos, dos quais os Grupos I, II e III e o Grupo IV são constituídos por seis animais para cada composto de ensaio (VII a-I).

Grupo I - Veículo (0,5% CMC)

Grupo II - Controlo diabético com solução de veículo (0,5% CMC)

Grupo III - Os ratos diabéticos foram tratados com metformina (100 mg/kg de peso corporal)

Grupo IV - Os ratos diabéticos receberam compostos de ensaio (200 mg/kg de peso corporal)

O veículo e os compostos foram administrados por via oral durante 21 dias.

Todos os animais foram sacrificados por decapitação cervical. O sangue foi recolhido e o soro foi separado.

A glucose no sangue foi determinada pelo método da O-toluidina e os resultados são apresentados na tabela 12.

4.12. Estimativa dos níveis séricos de colesterol e triglicéridos

Os compostos de benzoxazol sintetizados (VII a - I) foram analisados quanto à possível redução dos parâmetros bioquímicos, como os níveis séricos de colesterol e triglicéridos. As amostras de sangue foram recolhidas do seio orbital dos ratos com a ajuda de um tubo capilar. O soro foi armazenado num congelador e analisado no prazo de 3 dias. As estimativas foram efectuadas utilizando um analisador automático (CPC STAT FAX 3300, EUA). Os diferentes reagentes utilizados para a estimativa do colesterol e dos triglicéridos séricos foram adquiridos à Boehringer-Mannheim Pvt. Ltd. Os respectivos níveis séricos estimados são apresentados no quadro 13 e na Fig. 9.

Capítulo - 5

5. Resultados e discussão

A literatura não refere a existência de 2-mercapto bezoxazol contendo hidrazida de ácido tioacético arilideno. Sintetizámos novos derivados de hidrazida de arilideno de ácido tioacético (Benzoxazole-2-il) adoptando rotas sintéticas apropriadas, tal como descrito no presente esquema, para desenvolver moléculas biologicamente activas mais potentes e para avaliar os novos compostos quanto às suas actividades biológicas e farmacológicas, utilizando protocolos padrão disponíveis na literatura. Como introdução a este capítulo, foi feita uma breve descrição das hidrazidas de arilideno de diferentes sistemas heterocíclicos e da sua importância biológica.

O intermediário chave, a hidrazida do ácido (benzoxazole-2-il)-5-carboxi-tiocético, foi preparado pela primeira vez a partir do respetivo tioacetato de etilo (benzoxazole-2-il)-5-carboxi, por reação com hidrato de hidrazina (99%), em álcool. As hidrazidas ácidas foram purificadas e caracterizadas pelos seus dados físicos e espectrais.

O tioacetato de etilo (benzoxazole-2-il)-5-carboxi, por sua vez, foi preparado a partir do 4-carbometoxi-2-aminofenol por condensação com carbondissulfureto na presença de hidróxido de potássio alcoólico, seguida da sua esterificação. O 4-carbometoxi-2-aminofenol necessário para o efeito foi preparado a partir do metil-p-hidroxibenzoato por o-nitração com nitrato de alumínio numa mistura de ácido acético-anidrido acético e subsequente redução com ditionito de sódio, em álcool aquoso (50%).

Cada uma das hidrazidas do ácido (benzoxazole-2-il)-5-carboxi-tiocético foi condensada com doze aldeídos aromáticos diferentes por aquecimento sob refluxo em metanol contendo um vestígio de ácido acético. Os produtos foram purificados por recristalização a partir de solventes adequados e caracterizados como as respectivas hidrazidas de arilidina do ácido (benzoxazole-2-il)-5-carboxi-tiocético, pelos seus dados físicos e espectrais.

Os compostos sintetizados apresentaram alterações mínimas no ponto de fusão após a recristalização, respetivamente. Os pontos de fusão dos compostos são apresentados na tabela de dados físicos (Tabela 1). A solubilidade dos compostos sintetizados foi testada em vários solventes. Todos os compostos sintetizados foram solúveis em dimetilsulfóxido, dimetilformamida, clorofórmio e metanol. Os valores de Rf de todas as amostras foram diferentes dos do composto de origem detectado juntamente com ele. Este facto confirma que os compostos formados são totalmente diferentes dos do composto de origem. Além disso, uma vez que toda a amostra apresentou uma única mancha, os compostos foram considerados isentos de impurezas. As bandas de absorção caraterísticas (FT IR), os espectros de RMN de protões e os espectros de massa dos poucos compostos sintetizados são apresentados na tabela 2. As estruturas dos compostos sintetizados são as seguintes:

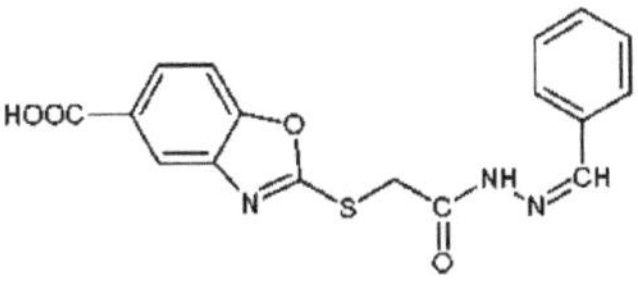

VII a

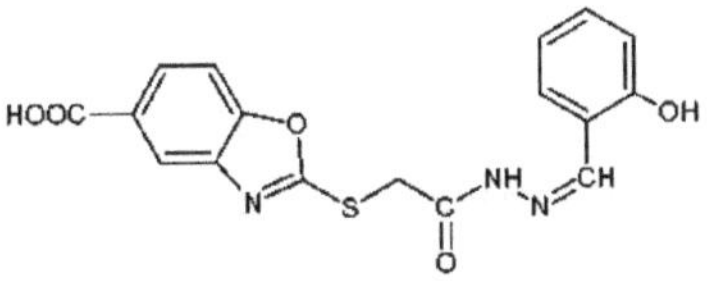

VII b

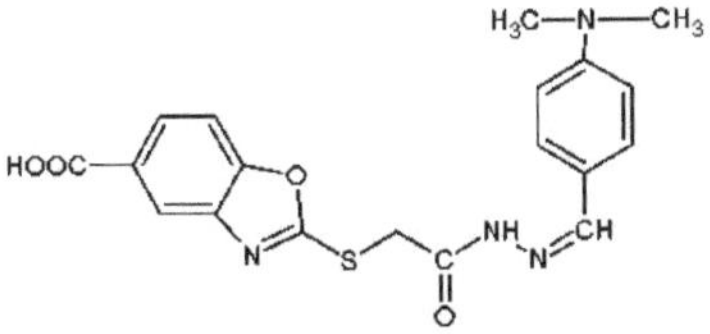

VII c

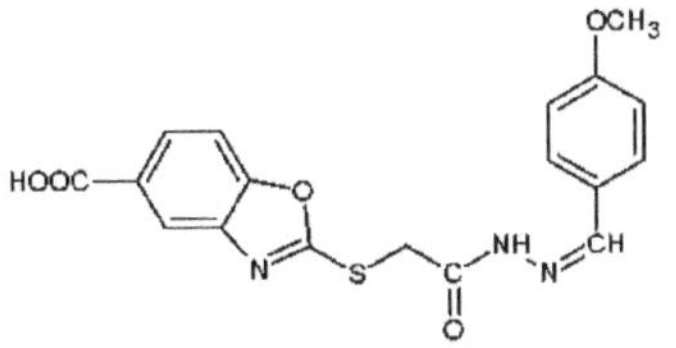

VII d

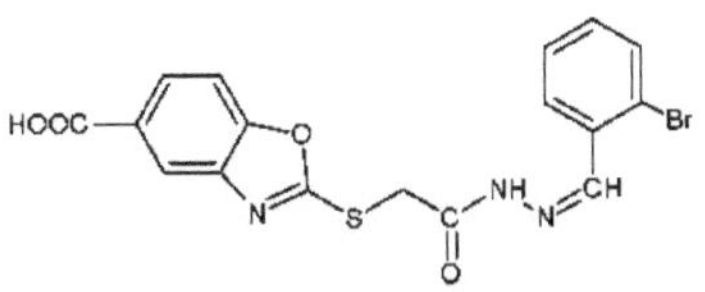

VII e

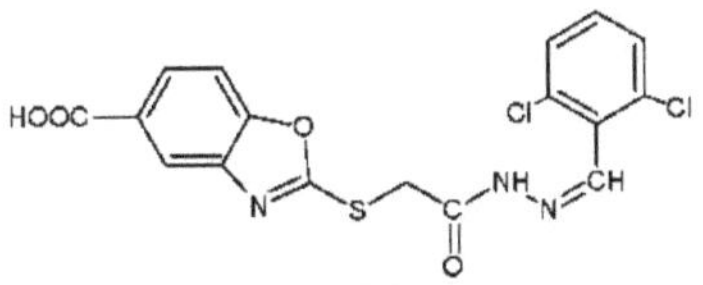

VII f

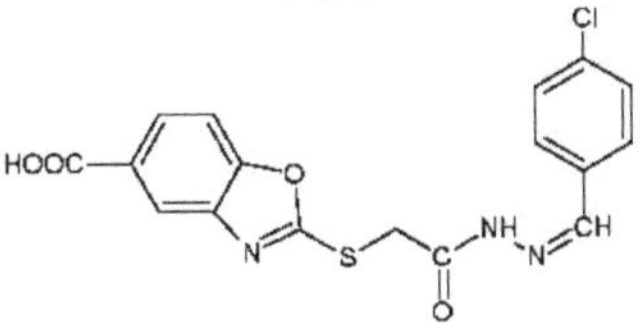

VII g

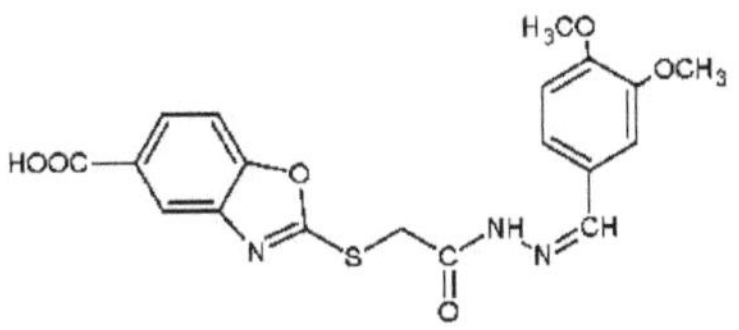

VII h

VII i

VII j

VII k

VII l

Quadro 1 : Dados físicos das hidrazidas de arilidina do ácido (benzoxazole-2-il)-5-carboxi-tiocético (VII)

S.N.	Composto	Ar	Fórmula Mol.	M.P. (° C)	Mol. Wt.	Rendimento (%)
1	VIIa	Fenil	C17H13N3O4S	231-232	355	61
2	VIIb	2-hidroxifenilo	C17H13N3O5S	258-260	371	65
3	VIIc	4-Dimetilaminofenilo	C19H18N4O4S	240-241	398	68
4	VIId	4-Metoxifenilo	C18H15N3O5S	209-211	385	59
5	VIIe	2-Bromofenilo	C17H12BrN3O4S	272-273	434	52
6	VIIf	2,6-diclorofenilo	C17H11Cl2N3O4S	251-252	424	57
7	VIIg	4-Clorofenilo	C17H12ClN3O4S	243-244	389.5	54
8	VIIh	3,4-Dimetoxifenilo	C19H17N3O6S	239-241	415	56
9	VIIi	4-hidroxi-3-metoxifenilo	C18H15N3O6S	248-249	401	51
10	VIIj	2-Clorofenilo	C17H12ClN3O4S	249-251	389.5	55
11	VIIk	4-Flourofenilo	C17H12FN3O4S	284-286	373	48
12	VII l	2-Nitrofenilo	C17H12N4O6S	241-243	400	69

Rastreio biológico:

Os estudos de toxicidade dos compostos testados revelaram que estes são bastante seguros, mesmo até uma dose de 2000 mg/kg, por via intraperitoneal. Os estudos comportamentais brutos mostraram que todos os compostos podem apresentar um efeito depressor do SNC (Quadro 3). O quadro 4, relativo aos resultados do efeito dos derivados da hidrazida de arilidina do ácido (benzoxazole-2-il) tioacético (VII) na atividade locomotora dos ratos, mostra que todos os compostos testados reduzem a atividade locomotora. Os compostos VII g (Ar=4-ClC6H4), VII j (Ar=2-ClC6H4), VII k (Ar=4- FC6H4) e VII l (Ar=2-NO2C6H4) apresentaram maior efeito entre todos os compostos, com mais de 70% de redução da atividade em comparação com o controlo, enquanto o medicamento padrão (Diazepam) apresentou 81,4% de redução da atividade. Seguiram-se os compostos VII f (Ar=2,6-Cl2C6H3), VII e (Ar=2-BrC6H4), VII i (Ar=3- OCH34OHC6H3), VII h (Ar=3,4-(OCH3)2C6H3), VII c (Ar=4-N(CH3)2C6H4), VII b (Ar=2-OHC6H4), VII d (Ar=4-OCH3C6H4) e VII a (Ar= C6H5) foram os seguintes na ordem de redução da atividade locomotora, respetivamente.

Quadro 2: Dados espectrais no infravermelho,[1] H RMN e FAB-Massa das hidrazidas de arilidina do ácido (benzoxazole-2-il)-5-carboxi-tiocético (VII)

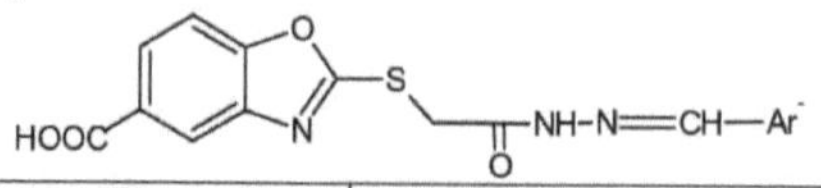

HOOC— (benzoxazole) —S—CH$_2$—CO—NH–N=CH—Ar

Compound	IR		PMR		Mass
	(cm^{-1}) in KBr	Type of vibrations	Values in PPM	No. Of Protons	
VII b	3032.10 2837.69 1692.77 1572.29 1469.96 678.71	– NH – str –Ar–CH str C=O str –N–N=C str –C=C– str –CS str	11.26 10.486 8.464 6.893 – 7.915 3.870	s, 1H, OH, phenolic s, 1H, CONH– s, 1H, benzylidienimino of –CH m, 7H, Ar –H s, 2H, –CH$_2$–	(m) at m/z 371.1
VII c	3033.79 2897.59 1693.02 1514.83 1494.72 707.69	– NH – str –Ar–CH str C=O str –N–N=C str –C=C– str –CS str	10.582 8.145 7.014 – 7.902 4.620 3.812 – 3.869	s, 1H, CONH– s, 1H, benzylidienimino of –CH m, 7H, Ar –H s, 2H, –CH$_2$– s, 6H, –CH$_3$	(m) at m/z 398.2
VII d	3034.12 2895.46 1696.68 1531.51 1491.25 700.96	– NH – str –Ar–CH str C=O str –N–N=C str –C=C– str –CS str	10.564 8.057 6.750 – 7.879 4.642 3.866	s, 1H, CONH– s, 1H, benzylidienimino of –CH m, 7H, Ar –H s, 2H, –CH$_2$– s, 6H, –CH$_3$	(m) at m/z 385.3
VII j	2896.10 1676.87 1600.39 1480.67 670.13	–Ar–CH–str C=O str –N–N=C str –C=C– str –CS str	10.473 8.586 7.439 – 8.032 3.871	s, 1H, CONH– s, 1H, benzylidienimino of –CH m, 7H, Ar –H s, 2H, –CH$_2$–	(m) at m/z 389.1
VII k	3039.61 2849.61 1698.41 1605.49 690.51	– NH – str –Ar–CH str C=O str –C=C– str –CS str	12.201 10.345 8.206 7.284 – 7.921 3.870	s, 1H, –COOH s, 1H, CONH– s, 1H, benzylidienimino of –CH m, 7H, Ar –H s, 2H, –CH$_2$–	(m) at m/z 373.2
VII l	3235.47 2892.1 1693.11 1585.50 693.88	– NH – str –Ar–CH str C=O str –C=C– str –CS str	12.54 11.12 8.631 7.657 – 8.145 3.873	s, 1H, –COOH s, 1H, CONH– s, 1H, benzylidienimino of –CH m, 7H, Ar –H s, 2H, –CH$_2$–	(m) at m/z 400.1
VI	3193.46 3015.76 1660.32 1593.51 1438.77	– NH$_2$ – str –NH – str C=O str –N=C – str –C=C – str	9.075 7.47 – 7.778 4.614 3.846	s, 1H, CONH– m, 3H, Ar – H s, 2H, – NH$_2$ s, 2H, – CH$_2$–	(m) at m/z 267.1

Espectro.1: Espectro de infravermelhos da hidrazida do ácido (benzoxazole-2-il)-5-carboxi-tiocético

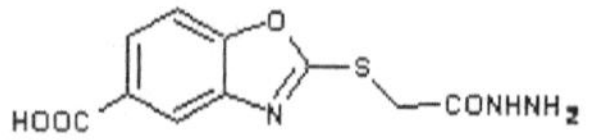

HOOC— (benzoxazole) —S—CH$_2$—CONHNH$_2$

VI

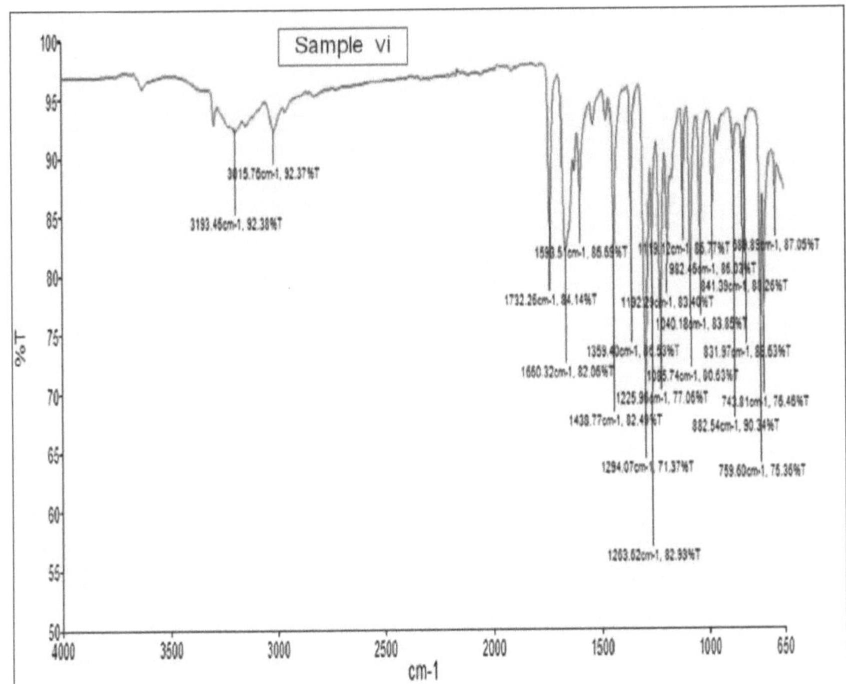

Espectro.2: Espectro de infravermelhos do ácido 2-({2-[(2Z)-2-(2-hidroxibenzilideno)hidrazinil]-2-oxoetil}sulfanil)- 1,3-benzoxazole-5-carboxílico

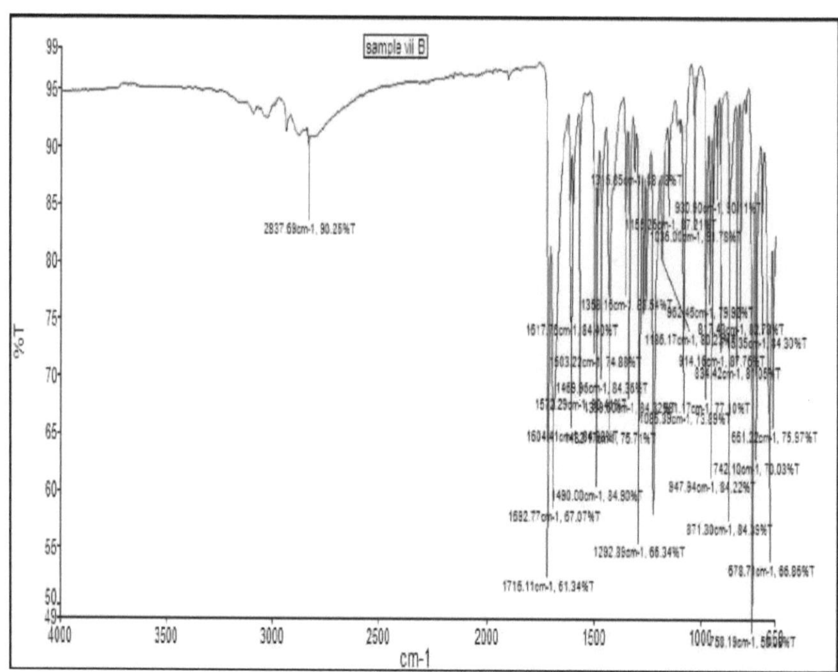

Espectro.3 : Espectro de infravermelhos do ácido 2-[(2-{(2Z)-2-[4- (dimetilamino) benzilideno] hidrazinil}-2-oxoetil) sulfanil]- 1, 3-benzoxazole-5-carboxílico

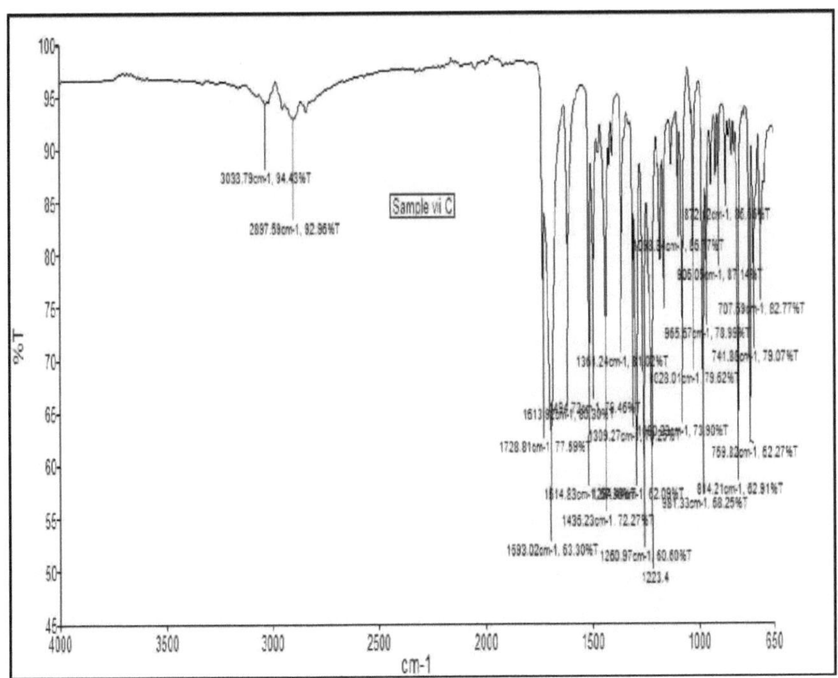

Espectro. 4: Espectro de infravermelhos do ácido 2-({2-[(2Z)-2-(4-metoxibenzilideno)hidrazinil]-2-oxoetil}sulfanil)-1,3-benzoxazole-5-carboxílico

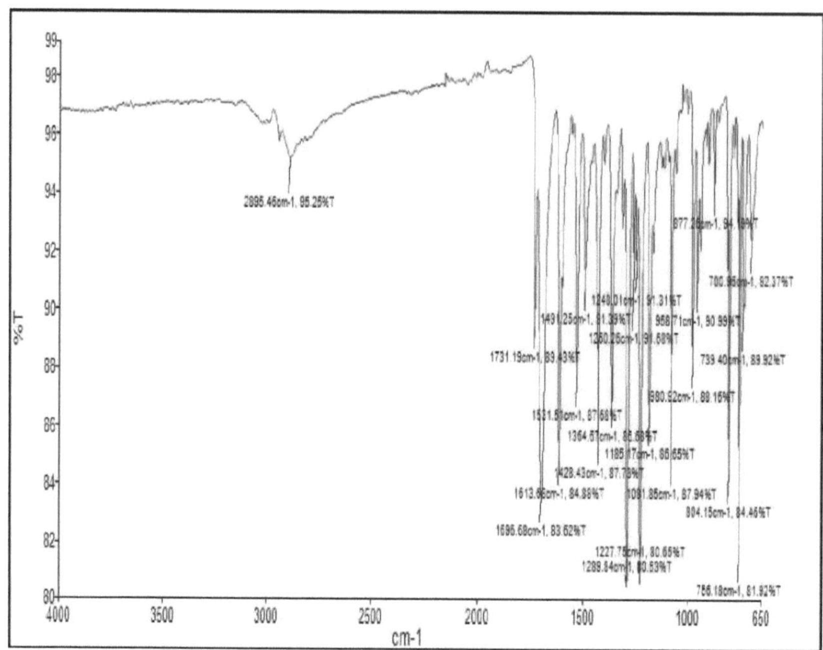

Espectro.5: Espectro de infravermelhos do ácido 2-({2-[(2Z)-2-(2-clorobenzilideno)hidrazinil]-2-oxoetil} sulfanil)- 1,3-benzoxazole-5-carboxílico

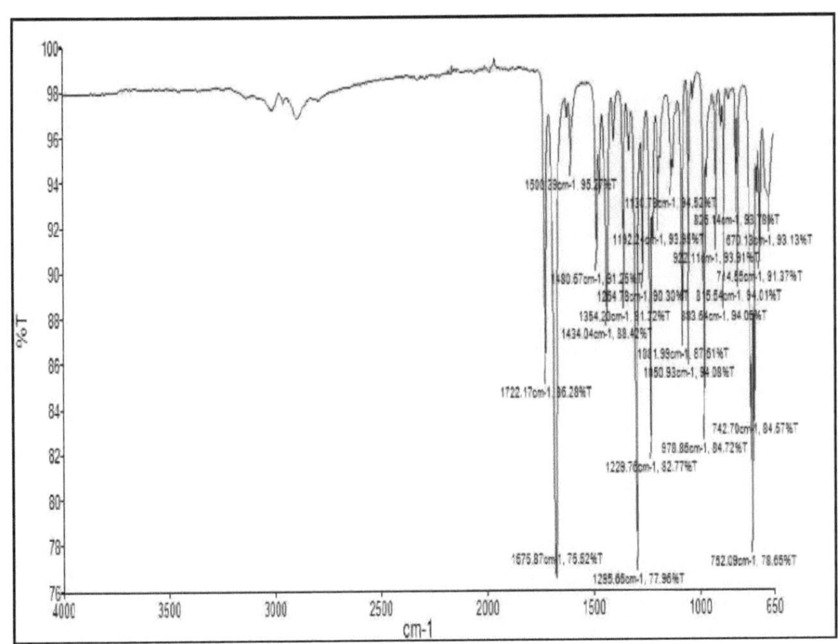

Espectro.6: Espectro de infravermelhos do ácido 2-({2-[(2Z)-2-(4-fluorobenzilideno)hidrazinil]-2-oxoetil} sulfanil)- 1,3-benzoxazole-5-carboxílico

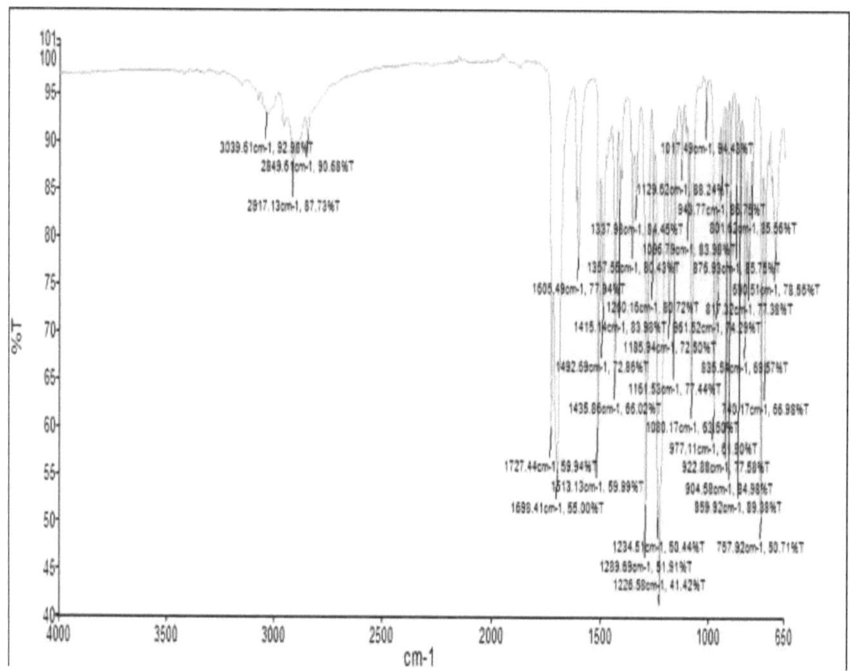

Espectro.7: Espectro de infravermelhos do ácido 2-({2-[(2Z)-2-(2-nitrobenzilideno)hidrazinil]-2- oxoetil}sulfanil)-1,3-benzoxazole-5-carboxílico

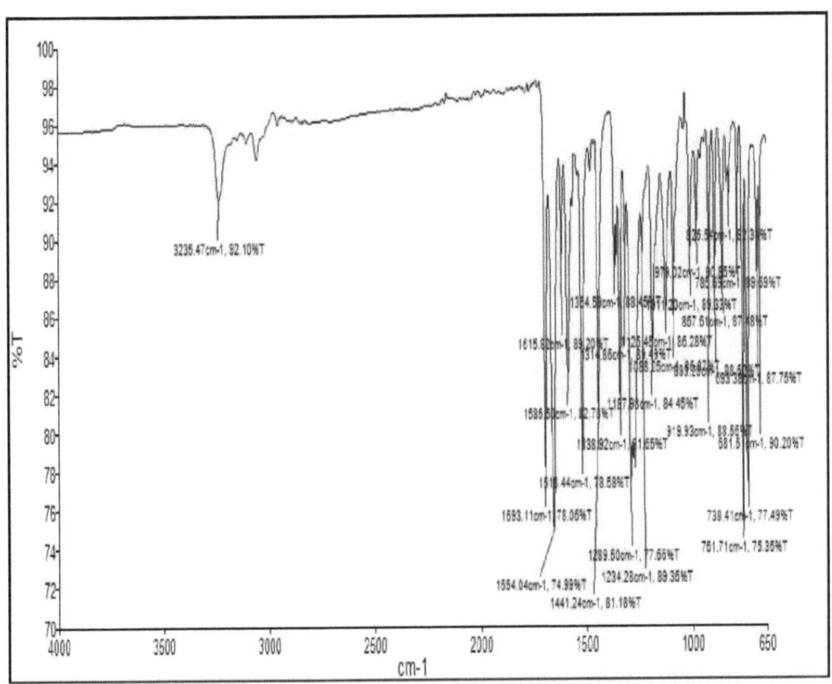

Quadro 3: Estudos de comportamento grosseiro das hidrazidas de arilidina do ácido (benzoxazole-2-il) tioacético.

HOOC—[benzoxazole]—S—CH₂—C(=O)—NH—N=CH—Ar⁻ (VII)

(VII)

SI. No	Compound Ar	Time in hrs	Awareness					Mood			
			Alertn-ess	Visual Placing	Stere-otypy	Passi-vity	Writh-ing	Groo-ming	Vocaliz-ation	Restles-sness	Irritabi-lity
1	VIIa C₆H₅	½	+		+	+	+	+		-	-
		1	+		+	+	+	+		-	-
		2	+		+	-	+	+		-	-
		3	-		-	-	-	-		-	-
		4	-		-	-	-	-		-	-
		8	+		+	-	+	+		-	-
		24	+		+	-	+	+		-	-
2	VIIb 2-OHC₆H₄	½	+		+	+	+	+		+	+
		1	+		+	+	+	+		-	-
		2	+		+	-	+	+		-	-
		3	-		-	-	-	-		-	-
		4	-		-	-	-	-		-	-
		8	+		+	-	+	+		-	-
		24	+		+	-	+	+		-	-
3	VIIc 4-N(CH₃)₂C₆H₄	½	+		+	+	+	+		-	-
		1	+		+	+	+	+		-	-
		2	+		+	-	+	+		-	-
		3	-		-	-	-	-		-	-
		4	-		-	-	-	-		-	-
		8	+		+	-	+	+		-	-
		24	+		+	-	+	+		-	-

Dose = 200mg/kg de peso corporal; + resposta positiva; - resposta negativa

ESTUDOS DE COMPORTAMENTO BRUTO (continuação)

Sl. No.	Compound Ar	Time in hrs	Awareness					Mood			
			Alert-ness	Visual Placing	Stereo-typy	Pass-ivity	Writh-ing	Groo-ming	Vocaliz-ation	Restles-sness	Irritabili-ty
4	VIId 4-OCH₃C₆H₄	½	+		+	+	+	+		-	-
		1	+		+	+	+	+		-	-
		2	+		+	-	+	+		-	-
		3	-		-	-	-	-		-	-
		4	-		-	-	-	-		-	-
		8	+		+	-	+	+		-	-
		24	+		+	-	+	+		-	-
5	VIIe 2-BrC₆H₄	½	+		-	+	+	-		-	-
		1	+		-	+	+	-		-	-
		2	-		-	+	-	-		-	-
		3	-		-	-	-	-		-	-
		4	-		-	-	-	-		-	-
		8	+		-	-	+	-		-	-
		24	+		-	-	+	-		-	-
6	VIIf 2,6-Cl₂C₆H₃	½	+		-	+	+	+		-	-
		1	+		-	+	+	-		-	-
		2	-		-	+	-	-		-	-
		3	-		-	+	-	-		-	-
		4	-		-	+	-	-		-	-
		8	+		-	-	+	-		-	-
		24	+		-	-	+	-		-	-

Dose = 200mg/kg de peso corporal; + resposta positiva; - resposta negativa

ESTUDOS DE COMPORTAMENTO BRUTO (continuação)

Sl. No.	Compound Ar	Time in hrs	Awareness					Mood			
			Alert ness	Visual Placing	Stereo typy	Passivi ty	Writhi ng	Groomi ng	Vocaliz ation	Restles sness	Irrita bility
7	VIIg 4-ClC₆H₄	½	-		-	+	-	+		-	-
		1	-		-	+	-	-		-	-
		2	-		-	+	-	-		-	-
		3	-		-	+	-	-		-	-
		4	-		-	+	-	-		-	-
		8	+		+	-	+	-		-	-
		24	+		+	-	+	+		-	-
8	VIIh 3,4-(OCH₃)₂C₆H₃	½	+		+	+	+	+		-	-
		1	+		+	+	+	+		-	-
		2	+		+	-	-	-		-	-
		3	-		-	-	-	-		-	-
		4	-		-	-	-	-		-	-
		8	+		+	-	+	+		-	-
		24	+		+	-	+	+		-	-
9	VIIi 3-OCH₃4OHC₆H₃	½	+		+	+	+	+		+	+
		1	+		+	+	+	+		-	-
		2	-		-	+	-	-		-	-
		3	-		-	-	-	-		-	-
		4	-		-	-	-	-		-	-
		8	+		+	-	+	+		-	-
		24	+		+	-	+	+		-	-

Dose = 200mg/kg de peso corporal; + resposta positiva; - resposta negativa

ESTUDOS DE COMPORTAMENTO BRUTO (continuação)

Sl. No.	Compound Ar	Time in hrs	Awareness					Mood			
			Alertn-ess	Visual-Placing	Stere-otypy	Pas-sivity	Writh-ing	Groom-ing	Vocaliz-ation	Restlessn-ess	Irritabi-lity
10	VIIj 2-ClC$_6$H$_4$	½	-		-	+	-	+		-	-
		1	-		-	+	-	-		-	-
		2	-		-	+	-	-		-	-
		3	-		-	+	-	-		-	-
		4	-		-	-	-	-		-	-
		8	+		+	-	+	-		-	-
		24	+		+	-	+	-		-	-
11	VIIk 4-FC$_6$H$_4$	½	-		-	+	-	+		-	-
		1	-		-	+	-	-		-	-
		2	-		-	+	-	-		-	-
		3	-		-	+	-	-		-	-
		4	-		-	+	-	-		-	-
		8	+		-	-	+	-		-	-
		24	+		-	-	+	-		-	-
12	VIII 2-NO$_2$C$_6$H$_4$	½	-		-	+	-	+		-	-
		1	-		-	+	-	-		-	-
		2	-		-	+	-	-		-	-
		3	-		-	+	-	-		-	-
		4	-		-	+	-	-		-	-
		8	+		+	-	-	-		-	-
		24	+		+	-	-	-		-	-

Dose = 200mg/kg de peso corporal; + resposta positiva; - resposta negativa

Table 4 : Atividade locomotora das hidrazidas de arilidina do ácido (benzoxazole-2-il) tioacético.

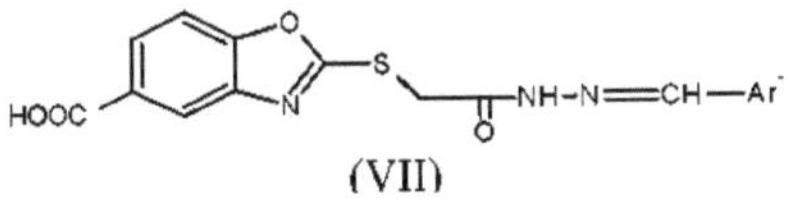

HOOC—[benzoxazole ring]—S—CH$_2$—C(=O)—NH—N=CH—Ar

(VII)

Groups	Compounds	Ar	Locomotor activity (scores) 10 minutes	% of change in activity
Group I	Control	0.5 % CMC	164.8 ± 1.057	
Group II	Diazepam	4 mg/kg body wt.	30.6 ± 0.342 [a]	81.4 % ↓se in Activity
	VII a	C$_6$H$_5$	117.3 ± 0.661 *	28.8 % ↓se in Activity
	VII b	2-OHC$_6$H$_4$	102.3 ± 0.630 *	37.9 % ↓se in Activity
	VII c	4-N(CH$_3$)$_2$C$_6$H$_4$	100.4 ± 0.619 *	39.0 % ↓se in Activity
	VII d	4-OCH$_3$C$_6$H$_4$	115.4 ± 0.651 *	29.9 % ↓se in Activity
	VII e	2-BrC$_6$H$_4$	80.1 ± 0.571 **	51.3 % ↓se in Activity
Group III	VII f	2,6-Cl$_2$C$_6$H$_3$	75.6 ± 0.513 **	54.1 % ↓se in Activity
	VII g	4-ClC$_6$H$_4$	33.3 ± 0.415 ***	79.7 % ↓se in Activity
	VII h	3,4-(OCH$_3$)$_2$C$_6$H$_3$	90.4 ± 0.613 **	45.1 % ↓se in Activity
	VII i	3-OCH$_3$4OHC$_6$H$_3$	83.6 ± 0.584 **	49.2 % ↓se in Activity
	VII j	2-ClC$_6$H$_4$	39.1 ± 0.410 ***	76.2 % ↓se in Activity
	VII k	4-FC$_6$H$_4$	43.2 ± 0.476 ***	73.7 % ↓se in Activity
	VII l	2-NO$_2$C$_6$H$_4$	36.4 ± 0.348 ***	77.9 % ↓se in Activity

Valores expressos como média ± SEM^{a.} ***P<0,001, **P<0,01, *P<0,05, ANOVA seguido do teste t de Dunnet

Atividade analgésica:

Todos os derivados recentemente sintetizados (VII a-l) das hidrazidas de arilidina do ácido (benzoxazole-2-il) tioacético foram submetidos à sua atividade analgésica pelo método da placa quente de Eddy e os resultados são apresentados na tabela 5 e na Fig. 1. A atividade analgésica de todos os 12 compostos foi realizada utilizando ratinhos albinos suíços de ambos os sexos.

Table 5   e a Fig.1 relativa aos dados da atividade analgésica de todos os derivados recentemente sintetizados mostra que todos os compostos têm uma atividade analgésica excelente a moderada e poucos mostraram uma atividade muito menor quando comparados com o medicamento padrão Tramadol (10 mg/kg de peso corporal). De entre todos os compostos, o composto VII l com o substituinte Ar = 2-NO2C6H4 apresenta uma atividade analgésica máxima com uma resposta média de 7,28±0,28 seg. a 90 minutos, seguido do composto VII j com o substituinte Ar = 2- ClC6H4 apresenta uma atividade analgésica significativa com uma resposta média de 6,91±0,10 seg. e o composto VII g com o substituinte Ar = 4-ClC6H4 apresenta a atividade analgésica com uma resposta média de 6,32±0,24 seg. Também mostra que o composto VII k com o substituinte Ar = 4-FC6H4, VII e com o substituinte Ar = 2-Br C6H4, VII f com o substituinte Ar = 2,6-Cl2C6H3 e VII i com o substituinte 3-OCH34OHC6H3 apresentam uma boa atividade analgésica com respostas médias de 7,01±0,21 seg, 5,81±0,16 seg., 5,75±0,16 seg. e 6,50±0,21 seg., respetivamente, enquanto os outros compostos apresentam uma menor atividade analgésica. O composto VII a com o substituinte Ar = C6H5 apresenta a menor atividade analgésica de todos os compostos testados.

Atividade anti-inflamatória:

Os 12 compostos benzoxazólicos recentemente sintetizados foram analisados quanto à sua atividade anti-inflamatória através do método do edema da pata traseira do rato (inflamação induzida por carageenina), utilizando ratos albinos Wistar e tomando a indometacina como medicamento padrão. Os resultados são apresentados na Fig.2.

Verifica-se que o composto VII l com o substituinte Ar=2-NO2 e o composto VII j com o substituinte Ar=2-ClC6H4 têm uma atividade anti-inflamatória promissora, com uma percentagem de inibição de 69,5 e 67,37, respetivamente, enquanto o fármaco padrão, a indometacina, tem uma percentagem de inibição de 74,5.5, seguido do composto VII g (Ar=4-ClC6H4), do composto VII k (Ar=4-F), do composto VII f (Ar=2,6-Cl2C6H3) e do composto VII e (Ar=2-BrC6H4), que apresentam uma atividade anti-inflamatória moderada com uma percentagem de inibição de 44,6, 43,26, 42,5 e 41,85, respetivamente. Verificou-se também que o composto VII a (Ar=C6H5) apresentou a menor atividade anti-inflamatória com uma percentagem de inibição de apenas 9,2.

Tabela 5 : Atividade analgésica das hidrazidas de arilidina do ácido (benzoxazole-2-il) tioacético.

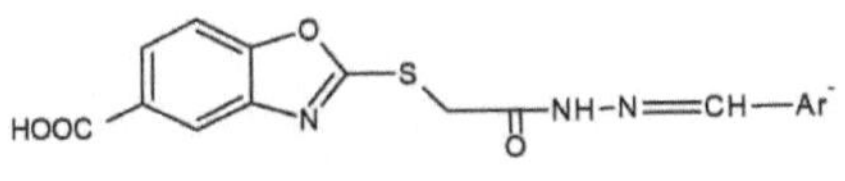

HOOC—[benzoxazol-2-il]—S—CH2—C(=O)—NH—N=CH—Ar

(VII)

S.No	Compds	Ar	Mean response (seconds)			
			0 min	30 min	60 min	90 min
1	VII a	C_6H_5	4.12±0.06	4.89±0.18*	4.98±0.08*	5.01±0.19*
2	VII b	$2\text{-}OHC_6H_4$	4.32±0.06	5.02±0.11*	5.08±0.28*	5.11±0.22*
3	VII c	$4\text{-}N(CH_3)_2C_6H_4$	3.38±0.05	4.91±0.15*	5.71±0.11**	5.91±0.23**
4	VII d	$4\text{-}OCH_3C_6H_4$	4.88±0.17	5.32±0.08**	5.55±0.11**	5.99±0.22**
5	VII e	$2\text{-}BrC_6H_4$	4.78±0.07	5.42±0.17**	5.51±0.34**	5.81±0.16**
6	VII f	$2,6\text{-}Cl_2C_6H_3$	4.56±0.16	5.34±0.12**	5.42±0.18**	5.75±0.16**
7	VII g	$4\text{-}ClC_6H_4$	4.69±0.04	5.77±0.04***	5.86±0.38**	6.32±0.24***
8	VII h	$3,4\text{-}(OCH_3)_2C_6H_3$	4.32±0.05	4.89±0.13*	5.10±0.07**	5.31±0.18*
9	VII i	$3\text{-}OCH_34OHC_6H_3$	4.46±0.12	5.17±0.08**	6.23±0.10***	6.50±0.21***
10	VII j	$2\text{-}ClC_6H_4$	4.66±0.09	5.87±0.24***	6.84±0.08***	6.91±0.10***
11	VII k	$4\text{-}FC_6H_4$	4.74±0.10	5.67±0.24***	6.96±0.16***	7.01±0.21***
12	VII l	$2\text{-}NO_2C_6H_4$	4.88±0.08	6.02±0.06***	7.22±0.22***	7.28±0.28***
13	**Control**	0.5 % CMC (10ml/kg body wt.)	4.48±0.08	4.66±0.06	4.62±0.12	4.52±0.10
14	**Standard**	**Tramadol** (10mg/kg body wt.)	4.84±0.04	6.98±0.20 [a]	7.94±0.13 [a]	8.82±0.88 [a]

Concentração dos compostos de ensaio: 200mg/kg de peso corporal.

Valores expressos como média ± SEM, ANOVA de uma via seguida do teste 't' de Dunnet. n=6, *P<0,05 **P<0,01 ***P<0,001 Vs Controlo

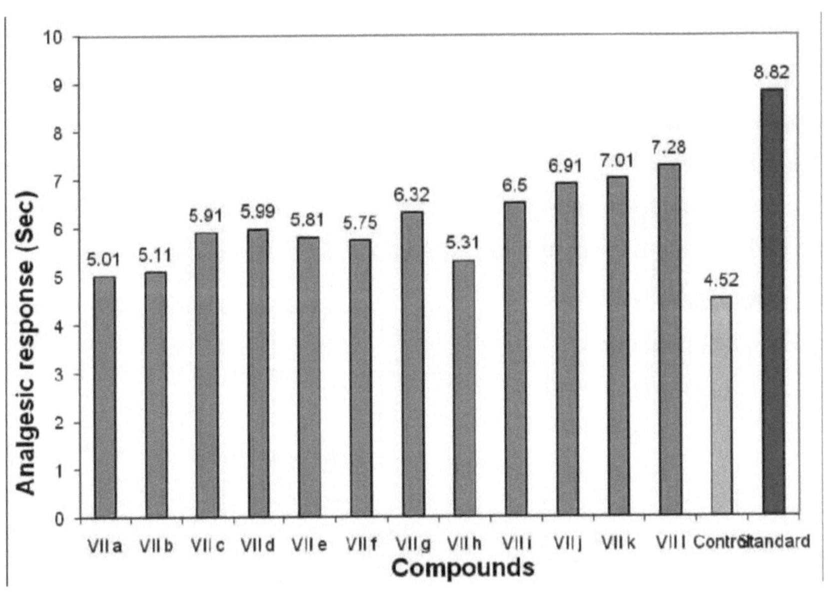

Fig.1. Resposta analgésica dos compostos sintetizados.

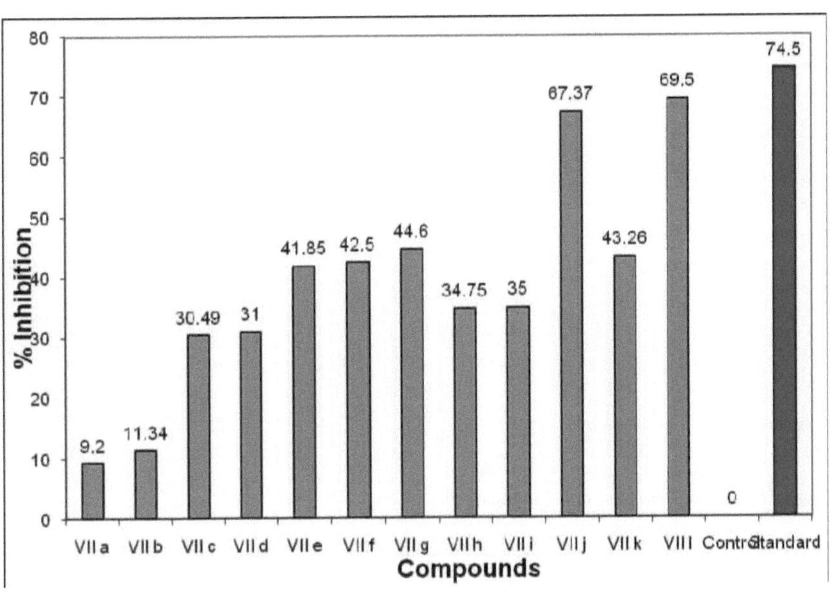

Fig. 2. Resposta anti-inflamatória dos compostos sintetizados.

Atividade antibacteriana:

Todos os 12 compostos de benzoxazol recém-sintetizados foram avaliados quanto à sua atividade antibacteriana contra *Bacillus subtilis, Staphylococcus aureus* (gram positivo) e *Escherichia coli, Proteus vulgaris* (gram negativo). Os resultados da avaliação foram vistos tomando como padrão a Ciprofloxacina (10 µg/ml), um antibiótico de largo espetro. Os resultados são apresentados na tabela 7.

Table 7 : Atividade antibacteriana das hidrazidas de arilidina do ácido (benzoxazole-2-il) tioacético.

HOOC—(benzoxazole)—S—CH$_2$—C(=O)—NH–N═CH—Ar

(VII)

S.No	Compds	Ar	Zone of Inhibition (mm^3)			
			B. subtilis	*S.aureus*	*E. coli*	*P. vulgaris*
1	VII a	C_6H_5	08	07	06	05
2	VII b	$2\text{-}OHC_6H_4$	08	06	05	05
3	VII c	$4\text{-}N(CH_3)_2C_6H_4$	08	07	05	04
4	VII d	$4\text{-}OCH_3C_6H_4$	07	07	05	04
5	VII e	$2\text{-}BrC_6H_4$	12	09	09	08
6	VII f	$2,6\text{-}Cl_2C_6H_3$	13	10	10	08
7	VII g	$4\text{-}ClC_6H_4$	13	11	10	09
8	VII h	$3,4\text{-}(OCH_3)_2C_6H_3$	08	06	05	05
9	VII i	$3\text{-}OCH_34OHC_6H_3$	07	06	05	04
10	VII j	$2\text{-}ClC_6H_4$	12	11	09	08
11	VII k	$4\text{-}FC_6H_4$	10	09	09	07
12	VII l	$2\text{-}NO_2C_6H_4$	12	10	09	08
	Standard	Ciprofloxacin (10µg/ml)	16	14	13	12

Concentração dos compostos de teste: 100µg/ml

A Tabela 7 e a Fig.3 relativos aos dados de atividade antibacteriana das hidrazidas de arilidina do ácido (benzoxazol-2-il) tioacético (VIIa-l) mostram que todos os compostos desta série foram relativamente activos contra as quatro estirpes de bactérias utilizadas, O mais significativo foi o composto VIIg (Ar = 4-ClC6H4), que mostrou um maior efeito inibitório contra os organismos utilizados, particularmente contra *Bacillus subtilis, Staphylococcus aureus* e *Escherichia coli, Proteus vulgaris* com zonas de inibição de 13, 11, 10 e 9 mm, respetivamente. Seguem-se o composto VIIf (Ar = 2,6-Cl2C6H3), com uma zona de inibição de 13, 10, 10 e 08 mm, o composto VIIj (Ar = 2-ClC6H4), com uma zona de inibição de 12, 11, 09 e 08 mm, e o composto VII l (Ar = 2-NO2), com uma zona de inibição de 12, 10, 09 e 08 mm contra os organismos gram +ve e gram -ve utilizados. Os restantes compostos mostraram um efeito inibitório moderado contra as quatro estirpes de bactérias, sendo interessante notar que o composto VII i (Ar=3-OCH34OHC6H5) desta série mostrou o menor efeito inibitório contra *B. subtilis, S. aureus , E.Coli* e *P.Valguris* com uma zona de inibição de 07, 06, 05 e 04 mm, respetivamente.

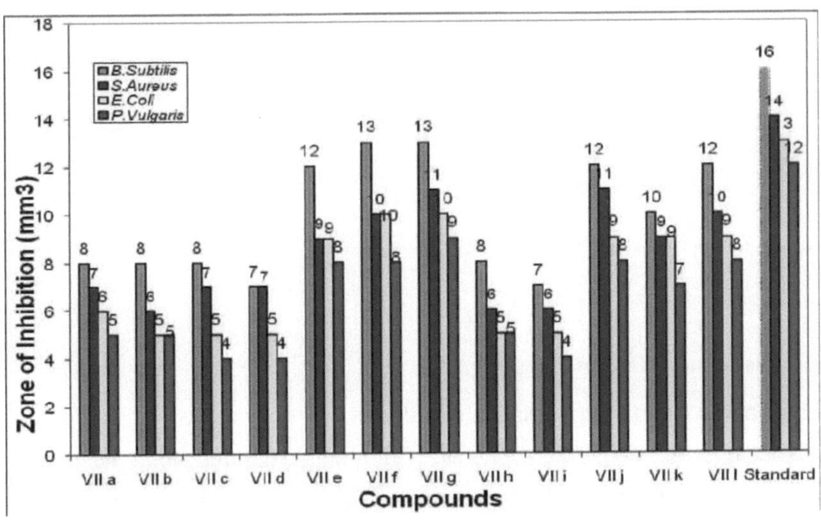

Fig. 3. Resposta antibacteriana dos compostos sintetizados.

Atividade antifúngica:

A atividade antifúngica dos 12 compostos derivados (VII a-l) das hidrazidas de arilidina do ácido (benzoxazol-2-il) tioacético foi avaliada contra *A. niger, A. flavus* e *F. oxysporum*, empregando clotrimazol (10 µg/ml) como medicamento padrão e os resultados são apresentados na Tabela 8.

Table 8 : Atividade antifúngica das hidrazidas de arilidina do ácido (benzoxazole-2-il) tioacético.

HOOC—[benzoxazole]—S—CH$_2$—C(=O)—NH–N=CH—Ar

(VII)

S.No	Compounds	Ar	Zone of Inhibition (mm^3)		
			Aspergillus niger	*Aspergillus flavus*	*Fusarium oxysporum*
1	VII a	C$_6$H$_5$	08	06	04
2	VII b	2-OHC$_6$H$_4$	08	05	05
3	VII c	4-N(CH$_3$)$_2$C$_6$H$_4$	08	06	05
4	VII d	4-OCH$_3$C$_6$H$_4$	09	07	05
5	VII e	2-BrC$_6$H$_4$	12	11	10
6	VII f	2,6-Cl$_2$C$_6$H$_3$	13	11	10
7	VII g	4-ClC$_6$H$_4$	14	12	11
8	VII h	3,4-(OCH$_3$)$_2$C$_6$H$_3$	09	07	06
9	VII i	3-OCH$_3$4OHC$_6$H$_3$	10	08	07
10	VII j	2-ClC$_6$H$_4$	14	12	12
11	VII k	4-FC$_6$H$_4$	13	12	11
12	VII l	2-NO$_2$C$_6$H$_4$	15	13	12
	Standard	**Clotrimazole** (10µg/ml)	17	15	18

Concentração dos compostos de teste: 100µg/ml

A leitura da Tabela 8 e da Fig.4 relativa aos dados antifúngicos das hidrazidas de arilidina do ácido (benzoxazole-2-il) tioacético (VII a-l) dá a informação de que todos os compostos mostram o efeito inibidor contra *A. niger, A. flavus e F. oxysporum*. O mais significativo foi o composto VII l (Ar=2-NO2), com uma zona de inibição de 15, 13 e 12 mm contra *A. niger, A. flavus e F. oxysporum*, respetivamente. Seguiu-se o composto VII j (Ar= 2-ClC6H4) com uma zona de inibição de 14, 12 e 12 mm contra as três estirpes de fungos, respetivamente. O composto VII g (Ar=4-ClC6H4) apresenta uma zona de inibição de 14, 12 e 11 mm contra *A. niger, A. flavus e F. oxysporum*, respetivamente. O composto VII k (Ar=4-FC6H4) foi considerado o próximo composto potente com a zona de inibição de 13, 12 e 11 mm, o composto VII f (Ar=2,6-Cl2C6H3) com a zona de inibição de 13, 11 e 12 mm e o composto VII e (Ar=2- BrC6H4) com a zona de inibição de 12, 11 e 10 mm são os próximos compostos potentes contra *A. niger, A. flavus e F. oxysporum*, respetivamente. Todos os outros compostos mostraram uma atividade antifúngica moderada contra os organismos de teste utilizados.

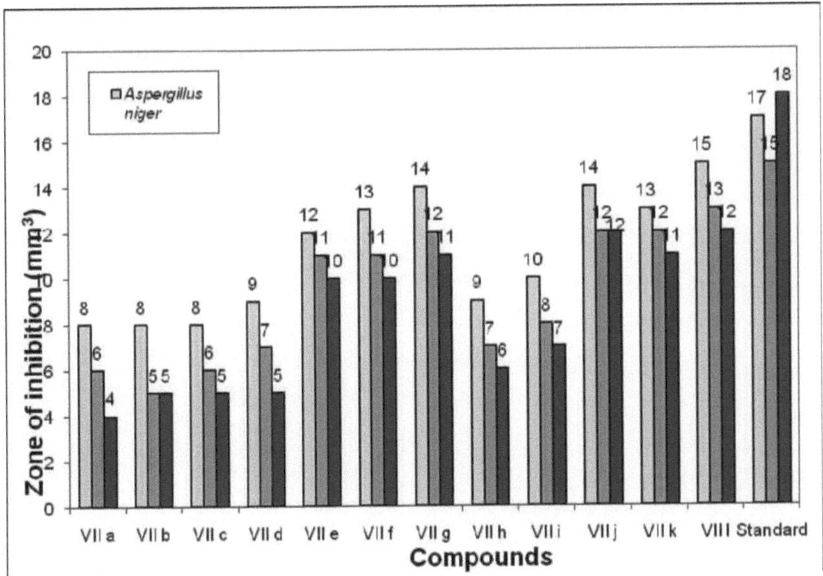

Fig. 4. Atividade antifúngica dos compostos testados.

Atividade anti-helmíntica:

Atividade anti-helmíntica utilizando minhocas da terra adultas indianas (*Pheretima Postuma*) dos compostos de ensaio foi avaliada e os resultados da

Os compostos avaliados são apresentados na tabela 9. O tempo necessário para

a paralisia completa e a morte dos vermes da terra ao tomar o medicamento padrão, Albendazole (50μg/ml), é considerada como a atividade anti-helmíntica do teste compostos.

Table 9   : Atividade anti-helméntica das hidrazidas de arilidina do ácido (Benzoxazole-2-il) tioacético.

HOOC—[benzoxazole]—S—CH₂—C(=O)—NH—N=CH—Ar

(VII)

S.No	Compounds	Ar	Time taken for Paralysis of Earthworms (min)	Time taken for Death of Earthworms (min)
1	VII a	C_6H_5	99.01±0.27	126.03±0.22
2	VII b	$2\text{-}OHC_6H_4$	98.22±0.26	119.05±0.23
3	VII c	$4\text{-}N(CH_3)_2C_6H_4$	82.43±0.19	103.45±0.27
4	VII d	$4\text{-}OCH_3C_6H_4$	78.23±0.06	92.56±0.23
5	VII e	$2\text{-}BrC_6H_4$	30.44±0.16	52.28±0.13
6	VII f	$2,6\text{-}Cl_2C_6H_3$	46.06±0.21	53.05±0.23
7	VII g	$4\text{-}ClC_6H_4$	15.52±0.18	49.05±0.16
8	VII h	$3,4\text{-}(OCH_3)_2C_6H_3$	62.17±0.06	87.25±0.21
9	VII i	$3\text{-}OCH_34OHC_6H_3$	58.22±0.27	62.15±0.16
10	VII j	$2\text{-}ClC_6H_4$	24.23±0.18	42.08±0.17
11	VII k	$4\text{-}FC_6H_4$	14.44±0.21	38.5±0.08
12	VII l	$2\text{-}NO_2C_6H_4$	16.11±0.18	39.01±0.15
13	**Vehicle**	0.5 % CMC (10ml/kg body wt.)	-	-
14	**Standard**	**Albendazole** (50µg/ml)	9.36±0.14	14.2±0.16

Concentração dos compostos de teste - 500µg/kg de peso corporal.

De acordo com a tabela 9 e a Fig.5 verifica-se que o composto VII k (Ar = 4- FC6H4) apresentou um bom tempo de paralisia de 14,44 ± 0,21 min. seguido pelos compostos VII g (Ar = 4-ClC6H4), VII l (Ar =2-NO2C6H4) e VII j (Ar =2- ClC6H4) com o tempo de paralisia de 15.52±0,18, 16,11±0,18 e 24,23±0,18 min. respetivamente, enquanto os restantes compostos apresentaram um tempo de paralisia moderado nas minhocas em comparação com o medicamento padrão Albendazol.

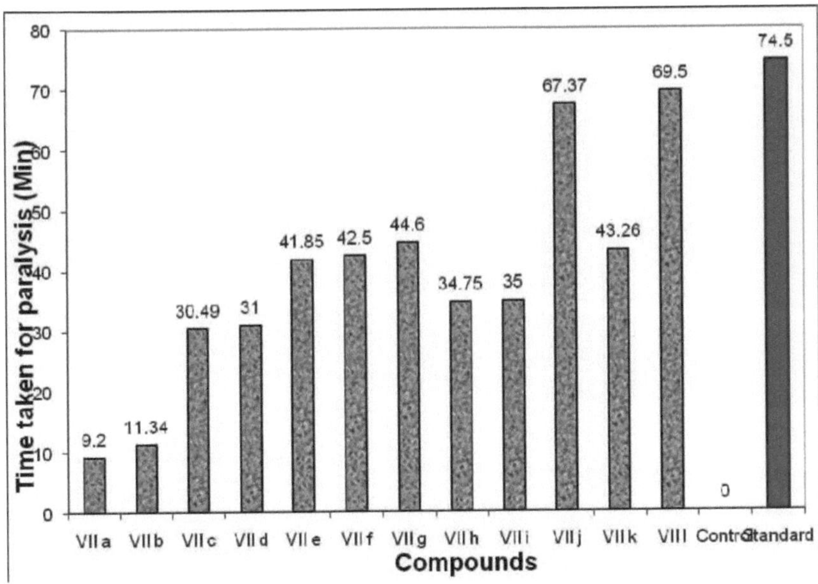

Fig. 5. Atividade anti-helmíntica dos compostos sintetizados.

Atividade Antioxidante:

Todos os compostos de benzoxazol sintetizados foram avaliados quanto à sua atividade antioxidante pelo método DPPH. Os resultados da avaliação foram visualizados tomando o ácido ascórbico como padrão. Foi traçado um gráfico com a concentração de ácido ascórbico contra a percentagem de inibição (Fig.6). Os valores IC50 dos compostos testados são apresentados na tabela 10 e estes valores são comparados com o valor IC50 do ácido ascórbico, o

padrão (5,92 μM).

Quadro 10 : Atividade antioxidante das hidrazidas de arilidina do ácido (benzoxazole-2-il) tioacético.

(VII)

S.No	Compounds	Ar	IC_{50} Value (μM)
1	VII a	C_6H_5	14.12
2	VII b	$2\text{-}OHC_6H_4$	12.64
3	VII c	$4\text{-}N(CH_3)_2C_6H_4$	11.89
4	VII d	$4\text{-}OCH_3C_6H_4$	13.40
5	VII e	$2\text{-}BrC_6H_4$	9.16
6	VII f	$2,6\text{-}Cl_2C_6H_3$	8.96
7	VII g	$4\text{-}ClC_6H_4$	8.12
8	VII h	$3,4\text{-}(OCH_3)_2C_6H_3$	11.12
9	VII i	$3\text{-}OCH_34OHC_6H_3$	10.58
10	VII j	$2\text{-}ClC_6H_4$	7.98
11	VII k	$4\text{-}FC_6H_4$	8.78
12	VII l	$2\text{-}NO_2C_6H_4$	6.56
13	**Ascorbic acid**		5.92

A leitura da tabela 10, relativa à atividade antioxidante das hidrazidas de arilidina do ácido (benzoxazole-2-il) tioacético (VII a-l), mostra que todos os compostos testados exibiram atividade antioxidante utilizando DPPH, mas a percentagem de inibição variou com os compostos. O mais significativo foi o composto VII l (Ar = $2\text{-}NO_2C_6H_4$), que apresentou a percentagem mais elevada de atividade de eliminação de radicais livres, com um valor IC_{50} de 6,56 µM, seguido dos compostos VII j , VII g, VII k e VII f, que apresentaram uma percentagem relativamente elevada de atividade de eliminação de radicais livres, com valores IC_{50} de 7,98, 8,12, 8,78 e 8,96, respetivamente, e os restantes compostos apresentaram uma percentagem moderada de atividade de eliminação de radicais livres.

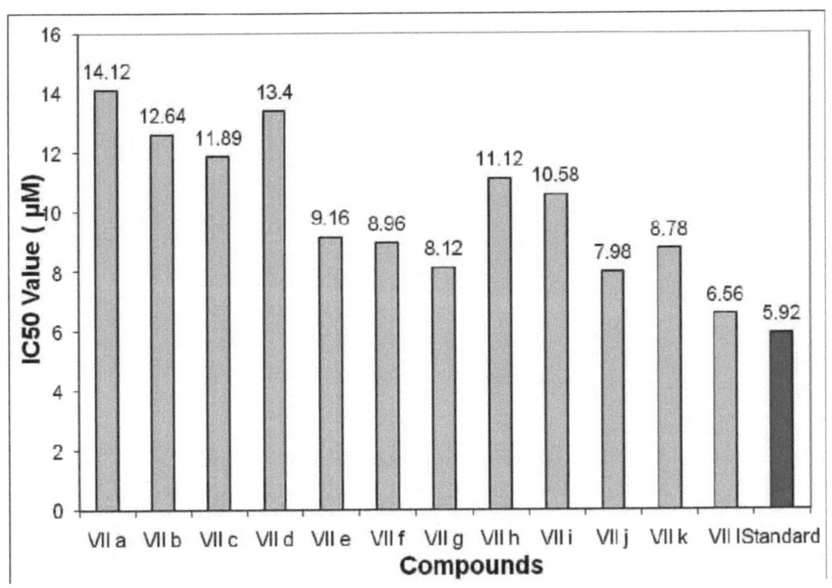

Fig. 6. Atividade antioxidante do composto sintetizado.

Atividade anticonvulsiva:

Os compostos VII I (2-NO2C6H4), VII j (2-ClC6H4) e VII g (4-ClC6H4) mostraram uma atividade anticonvulsiva altamente significativa contra convulsões do grupo (I) induzidas por MES e os compostos VII k (4-FC6H4), VII f (2,6-Cl2C6H3), VII e (2-BrC6H4) e VII i (3-OCH34OHC6H3) mostraram uma atividade moderadamente significativa contra o controlo positivo. Os compostos VII h (3,4-(OCH3)2C6H3), VII c (4- N(CH3)2C6H4), VII b (2-OHC6H4), VII d (4-OCH3C6H4) & VII a (C6H5) mostraram uma significância ligeira contra o grupo induzido por doenças. Os dados obtidos no presente estudo, tal como mencionado na Fig.7(a,b,c), demonstraram que os novos compostos sintéticos inibiram significativamente as convulsões induzidas pelo MES. Os fármacos que são activos contra o teste MES possuem frequentemente um efeito nos "canais de cloreto" dependentes de ligandos como o do diazepam. Por conseguinte, os compostos sintéticos também podem ter atividade antiepiléptica através da ativação dos "canais de cloreto".

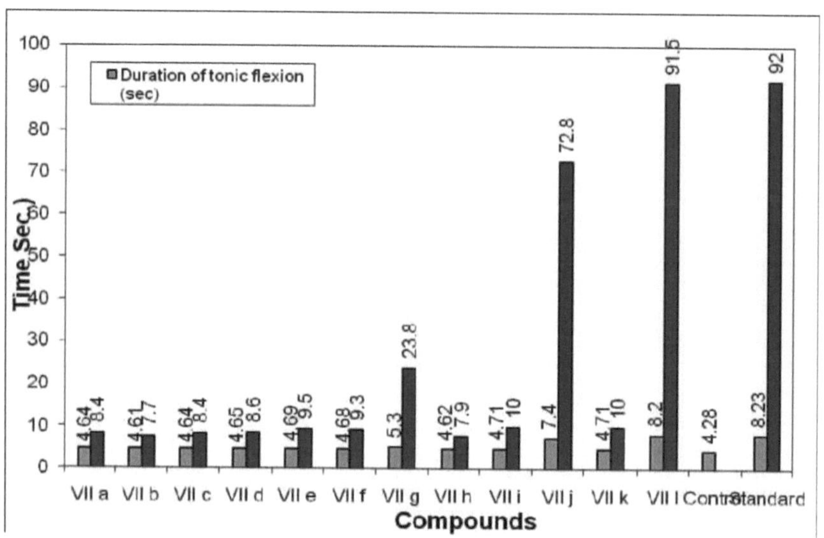

Fig.7(a). Atividade anticonvulsiva (flexão tónica) dos compostos testados.

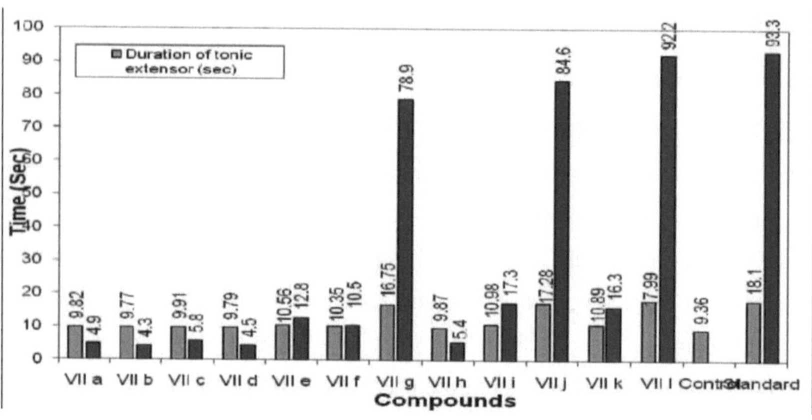

Fig. 7(b). Atividade anticonvulsiva (extensor tónico)

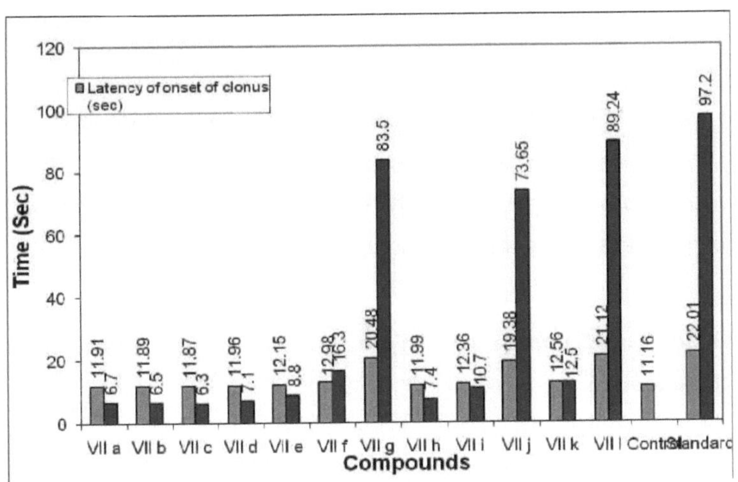

Fig. 7(c). Atividade anticonvulsivante (início do clonus).

Atividade antidiabética:

No Grupo II (controlo), os níveis de glicose, colesterol e triglicéridos no sangue aumentaram significativamente, quando comparados com os do Grupo I (normal). Todos os compostos de teste, ou seja, o Grupo IV e o padrão, ou seja, o Grupo III, reduziram significativamente os níveis de glicose no sangue quando comparados com o Grupo II (controlo), conforme apresentado no quadro 12 e na Fig. 8.

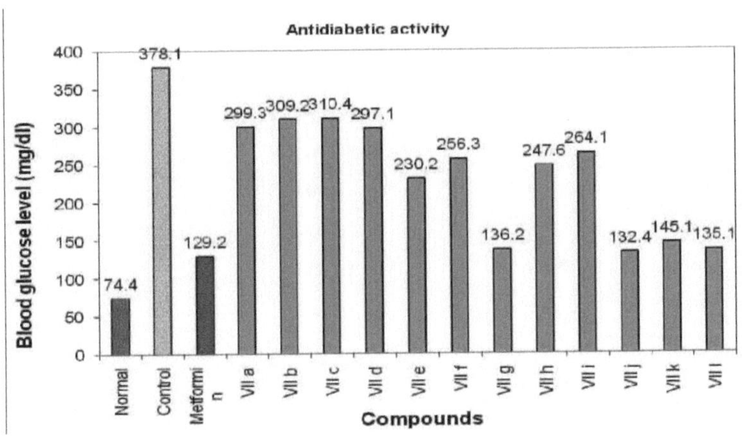

Fig. 8. Atividade antidiabética dos compostos sintetizados.

A partir da tabela 12 e da Fig.8, verifica-se também que a redução dos níveis de glicose no sangue dos compostos VII g, VII j, VII k e VII l, com os substituintes Ar = 4-ClC6H4, 2-ClC6H4, 4-FC6H4 e 2-NO2C6H4, respetivamente, é muito significativa em comparação com o controlo, seguida dos compostos VII e, VII f, VII h & VII i com os substituintes Ar = 2-BrC6H4, 2,6-Cl2C6H3, 3,4-(OCH3)2C6H3 e 3-OCH34OHC6H3, respetivamente, são moderadamente significativos em comparação com o controlo e os restantes compostos são ligeiramente significativos em comparação com o controlo.

Table 12 : Atividade antidiabética das hidrazidas de arilidina do ácido (benzoxazole-2-il) tioacético.

HOOC—[benzoxazole]—S—CH$_2$—C(=O)—NH—N=CH—Ar

(VII)

Groups	Compounds	Ar	Blood glucose level (mg / dl)
Group I	Normal 0.5 % CMC (10ml/kg body wt.)		74.4 ± 0.567
Group II	Control (100 mg/kg body wt.)		378.1 ± 1.768
Group III	Metformin (100 mg/kg body wt.)		129.2 ± 1.018 ***
Group IV	VII a	C$_6$H$_5$	299.3 ± 2.507 *
	VII b	2-OHC$_6$H$_4$	309.2 ± 2.580 *
	VII c	4-N(CH$_3$)$_2$C$_6$H$_4$	310.4 ± 2.596 *
	VII d	4-OCH$_3$C$_6$H$_4$	297.1 ± 2.497 *
	VII e	2-BrC$_6$H$_4$	230.2 ± 2.036 **
	VII f	2,6-Cl$_2$C$_6$H$_3$	256.3 ± 2.041 **
	VII g	4-ClC$_6$H$_4$	136.2 ± 10.27 ***
	VII h	3,4-(OCH$_3$)$_2$C$_6$H$_3$	247.6 ± 2.038 **
	VII i	3-OCH$_3$4OHC$_6$H$_3$	264.1 ± 2.045 **
	VII j	2-ClC$_6$H$_4$	132.4 ± 1.021 ***
	VII k	4-FC$_6$H$_4$	145.1 ± 1.031 ***
	VII l	2-NO$_2$C$_6$H$_4$	135.1 ± 1.026 ***

Concentração dos compostos de ensaio (Grupo IV): 200mg/kg de peso corporal.

Valores médios $\pm$ SEM ***P<0,001, **P<0,01, *P<0,05, ANOVA seguido do teste t de Dunnet

O controlo (Grupo II) foi comparado com o normal (Grupo I), o padrão, ou seja, a metformina (Grupo III) e todos os compostos de ensaio (Grupo IV) foram comparados com o controlo (Grupo II).

Estimativa dos níveis séricos de colesterol e triglicéridos.

De todos os doze compostos testados, os compostos VII g, VII j, VII k e VII l foram relativamente mais significativos na redução dos níveis séricos de colesterol e triglicéridos, enquanto os compostos VII e, VII f, VII h, VII I, VII d, VII c, VII b e VII a são os seguintes na ordem.

Table 13 : Estimativa dos níveis séricos de colesterol e triglicéridos das hidrazidas de arilidina do ácido (benzoxazole-2-il) tioacético.

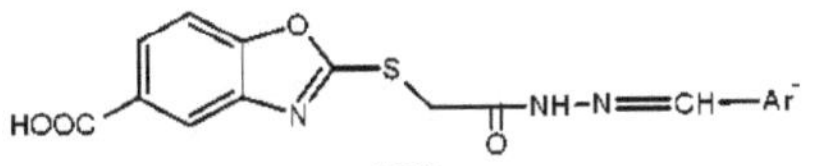

Groups	Compounds	Ar	Triglycerides	Cholesterol
Group I	Normal 0.5 % CMC (10ml/kg body wt.)		93.1 ± 0.618	97.6 ± 0.621
Group II	Control (100 mg/kg body wt.)		196.5 ± 1.437	218.5 ± 2.032
Group III	VII a	C_6H_5	$173.2 \pm 1.068*$	$190.3 \pm 1.899 *$
	VII b	$2\text{-}OHC_6H_4$	$178.3 \pm 1.068 *$	$187.3 \pm 1.869 *$
	VII c	$4\text{-}N(CH_3)_2C_6H_4$	$175.2 \pm 1.063 *$	$190.4 \pm 1.908 *$
	VII d	$4\text{-}OCH_3C_6H_{4++}$	$169.4 \pm 1.053 *$	$192.4 \pm 1.918 *$
	VII e	$2\text{-}BrC_6H_4$	$160.1 \pm 1.049 **$	$162.7 \pm 1.041 **$
	VII f	$2,6\text{-}Cl_2C_6H_3$	$154.6 \pm 1.047 **$	$170.8 \pm 1.051 **$
	VII g	$4\text{-}ClC_6H_4$	$115.8 \pm 1.029 ***$	$130.5 \pm 1.037 ***$
	VII h	$3,4\text{-}(OCH_3)_2C_6H_3$	$152.3 \pm 1.045 **$	$170.2 \pm 1.050 **$
	VII i	$3\text{-}OCH_34OHC_6H_3$	$165.3 \pm 1.053 **$	$168.6 \pm 1.043 **$
	VII j	$2\text{-}ClC_6H_4$	$120.7 \pm 1.024 ***$	$128.4 \pm 1.032 ***$
	VII k	$4\text{-}FC_6H_4$	$119.7 \pm 1.019 ***$	$127.4 \pm 1.035 ***$
	VII l	$2\text{-}NO_2C_6H_4$	$117.8 \pm 1.018 ***$	$124.5 \pm 1.027 ***$

Concentração dos compostos de ensaio (Grupo III): 200mg/kg de peso corporal.

Valores médios $\pm$ SEM ***P<0,001, **P<0,01, *P<0,05, ANOVA seguido do teste t de Dunnet

O controlo (Grupo II) foi comparado com o normal (Grupo I) e todos os compostos testados (Grupo III) foram comparados com o controlo (Grupo II).

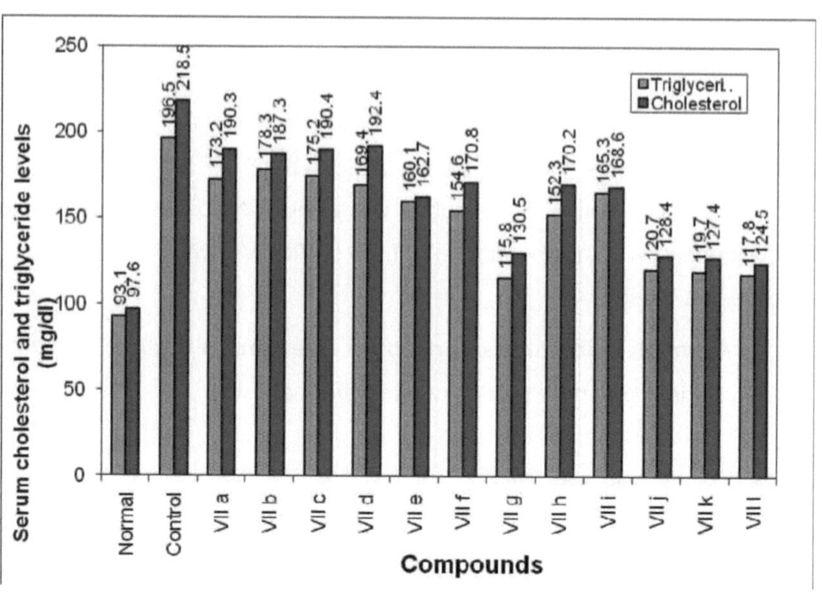

Fig.9. Efeito sobre o colesterol e os triglicéridos séricos.

Capítulo - 6

6. Conclusões

De um modo geral, os resultados destes inquéritos permitem tirar as seguintes conclusões

1.   O trabalho de síntese destes estudos pôde decorrer positivamente de acordo com o planeamento e, como tal, em todas as reacções realizadas, só os compostos esperados puderam ser obtidos.

2.   Todas as seis séries de compostos foram consideradas seguras mesmo até uma dose de 2000 mg/kg i.p. em animais experimentais.

3.   Verificou-se que todos os compostos de ensaio apresentam depressão do SNC durante os seus estudos comportamentais brutos.

4.   Praticamente, todos os compostos testados diminuíram a atividade locomotora dos animais experimentais. Verificou-se que os compostos VII g ($Ar=4\text{-}ClC6H4$), VII l ($Ar=2\text{-}NO2C6H4$), VII j ($Ar=2\text{-}ClC6H4$) e VII k ($Ar=4\text{-}FC6H4$) eram comparativamente mais activos na série, enquanto todos os outros compostos reduziram a atividade locomotora em comparação com o padrão, Diazepam.

5.   Os resultados da análise da atividade analgésica indicam que VII l ($Ar=2\text{-}NO2C6H4$), VII k ($Ar=4\text{-}FC6H4$) e VII j ($Ar=2\text{-}ClC6H4$) apresentaram uma atividade analgésica máxima em comparação com o medicamento padrão, o tramadol. Seguem-se os compostos VII i ($Ar=3\text{-}OCH34OHC6H3$) e VII g ($Ar=4\text{-}ClC6H4$), que apresentaram uma boa atividade analgésica, enquanto os outros compostos apresentaram uma atividade analgésica menor.

6.   Entre os doze compostos sintetizados testados quanto à atividade anti-inflamatória, os compostos VII l ($Ar=2\text{-}NO2C6H4$) e VII j ($Ar=2\text{-}ClC6H4$) revelaram ter uma atividade anti-inflamatória máxima com uma percentagem de inibição do edema da pata de 69,5 e 67,37, respetivamente. Verificou-se que os compostos VII g ($Ar=4\text{-}ClC6H4$), VII k ($Ar=4\text{-}FC6H4$), VII f ($Ar=2,6\text{-}Cl2C6H3$) e VII e ($Ar=2\text{-}BrC6H4$) apresentavam uma atividade anti-inflamatória moderada com uma percentagem de inibição do edema da pata de 44,6, 43,26, 42,5 e 41,85, respetivamente, enquanto todos os outros compostos apresentavam uma atividade anti-inflamatória ligeira em comparação

com o padrão, a indometacina. As observações feitas na quarta hora também indicam que todos os compostos têm atividade anti-inflamatória em graus variados. Os resultados são estatisticamente significativos. No entanto, a atividade anti-inflamatória mesmo do composto mais ativo não é de todo comparável à do padrão.

7.   Entre os doze compostos analisados quanto à atividade antibacteriana, o composto VII g ($Ar=4\text{-}ClC_6H_4$) foi identificado como o mais potente contra as quatro estirpes de bactérias utilizadas. Este composto demonstrou maior atividade particularmente contra a *B.Substilis*. Os compostos VII f ($Ar=2,6\text{-}Cl_2C_6H_3$) e VII j ($Ar=2\text{-}ClC_6H_4$) foram considerados os seguintes na ordem da sua potência antibacteriana, particularmente contra *B. subtilis* e *S. aureus*. Os compostos VII l ($Ar=2\text{-}NO_2C_6H_4$), VII e ($Ar=2\text{-}BrC_6H_4$) e VII k ($Ar=4\text{-}FC_6H_4$) revelaram-se moderadamente potentes contra as quatro estirpes de bactérias.

8.   A observação atenta dos dados antifúngicos dos compostos testados mostra que VII l ($Ar=2\text{-}NO_2C_6H_4$) é considerado o mais potente, com uma zona de inibição de 15 mm, 13 mm e 12 mm contra *A.niger, A.flavus e F.oxysporum*, respetivamente. O composto VII j ($Ar=2\text{-}ClC_6H_4$) e VII g ($Ar=4\text{-}ClC_6H_4$) estão na ordem seguinte de atividade antifúngica, enquanto os restantes compostos mostraram uma atividade antifúngica ligeira a moderada em comparação com o padrão, o clotrimazol.

9.   Entre todos os compostos testados, o ácido 2-({2-[(2Z)-2-(4-fluorobenzilideno) hidrazinil]-2-oxoetil}sulfanil)-1,3-benzoxazole-5-carboxílico (VII k) apresentou uma atividade anti-helmíntica relativamente mais potente, com um tempo de paralisia de 14,44±0,21 min. em *Pheretima Postuma*. Verificou-se que os compostos VII g ($Ar=4\text{-}ClC_6H_4$) e VII l ($Ar=2\text{-}NO_2C_6H_4$) tinham uma atividade anti-helmíntica moderada, enquanto os restantes compostos de ensaio mostraram uma atividade anti-helmíntica moderada em comparação com o padrão, o albendazol.

10. De todos os compostos recentemente sintetizados, o composto VII l ($Ar=2\text{-}NO_2C_6H_4$) foi relativamente mais eficaz na atividade de eliminação de radicais livres com um valor IC_{50} de 6,56 µM. Os compostos VII j ($Ar=2\text{-}ClC_6H_4$), VII g ($Ar=4\text{-}ClC_6H_4$), VII k ($Ar=4\text{-}FC_6H_4$) e VII f ($Ar=2,6\text{-}Cl_2C_6H_3$) foram os próximos na ordem de atividade antioxidante, enquanto todos os outros compostos mostraram uma atividade antioxidante moderada.

11. Os resultados da atividade anticonvulsiva revelam que os compostos VII l (Ar=2-NO2C6H4), VII j (Ar=2-ClC6H4) e VII g (Ar=4-ClC6H4) apresentaram uma atividade anticonvulsiva altamente significativa contra as convulsões do grupo (I) induzidas pelo MES, ou seja, flexão tónica, extensor tónico e latência de desinstalação do clonus. Os compostos VI k (Ar=4-FC6H4), VII f (Ar=2,6-Cl2C6H3), VII e (Ar=2- BrC6H4) e VII i (Ar=3-OCH34OHC6H3) apresentaram uma atividade anticonvulsiva moderada contra o controlo positivo, enquanto todos os outros compostos apresentaram actividades anticonvulsivas ligeiras contra o grupo induzido pela doença.

12. É interessante notar, a partir dos resultados da avaliação antidiabética de todos os compostos recentemente sintetizados, que os compostos VII g, VII j, VII k e VII l com os substituintes Ar = 4-ClC6H4, 2-ClC6H4, 4- FC6H4 e 2-NO2C6H4, respetivamente, são altamente significativos em comparação com o controlo.

13. De todos os doze compostos testados, os compostos VII g, VII j, VII k e VII l foram relativamente mais significativos na redução dos níveis séricos de colesterol e triglicéridos, enquanto os compostos VII e, VII f, VII h, VII l, VII d, VII c, VII b e VII a são os seguintes na ordem.

14. Com base nos resultados das investigações preliminares, considerou-se necessário efetuar estudos mais avançados, pelo menos em relação a alguns dos compostos de ensaio considerados superiores.

Capítulo - 7

7. Referências

1. K. Rajmohan e N.V. Subba Rao, *Indian J. Chem,* 11, 1973, 1076. A. Finhorn e B. Ptyl. *Ann. Chem.,* 311, 1900, 46.

2. M. Imtiaz e Vinay Kumar, *Indian J. Chem,* 31B(4), 1992, 285.

3. Litchfield, J.T. e Wilcoxon, F., *J. Pharmacol. Exptl. Therap.,* 96, 1949, 99.

4. Turner Robert, "Screening Methods in Pharmacology", I, 1965 Academic Press, Nova Iorque, 26.

5. N.B. Eddy, D. Leimbarch, *J. Pharmacol. Exp. Ther.,* 107, 1953, 385. I. Kitchen, M. Crowder, *J. Pharmacol. Meth.,* 13, 1985, 1.

6. K.A. O'Weill, C. Conrtney, R. Rankin, A. Weissman, *J. Pharmacol. Meth.,* 10, 1983, 13.

7. G, Woolfe, A.D. MacDonald, *J. Pharmacol. Exper. Ther.,* 80, 1944, 300.

8. C.A. Winter, E.A. Risely, E.V. Nuss, Proceedings of the society for experimental biology and medicine, 111, 1962, 544.

9. Farmacopeia Indiana. Microbiological Assays and Tests, ed. II, 1996, 100.

10. British Pharmacopoeia (Pharmaceutical Press, Londres), 1953, 796.

11. GK Dash, M.Bijayini, A.Panda, CP Patro, S. Ganapty, *Ind J Nat Prod,* 19, 2003, 24.

12. JK Grover, Experiments in Pharmcy and Pharmcology IInd Edn, 1993.

13. M.S. Blois, *Nature,* 26, 1958, 1199.

14. J. Baumann, G. Wurn e V. Brunchlausen, *Arch. Pharmacol,* R27, 2002, 308.

15. J.R. Soares, T.C.P. Ding, A.P. Cunha e L.M. Media, *Free Radical Res.,* 26, 1997, 469.

16. P.D. Duh, Y.Y. Tu e G.C. Xen, *Lebn. Wissen. Techno.,* 32, 1999, 269.

17. L.W. Chang, W.J. Yen, S.C. Huang e P.D. Duh, *Food Chem,* 78, 2002, 347.

18. S.P. Borole, R.J.Oswal, R.V.Antre, S.S.Kshirsagar & Y.R.Bagul, *RJPBCS,* 2(1),

2011, 657.

19. Mohammadi S., Montasser Kouhsari S., Monavar Feshani A, *DARU* 18 (4), 2010, 270.

20. V Sivajyothi, A.Dey, B.Jayakar , B.Raj Kapoor, *IPJR*, 7(1), 2008, 53.

21. A K Dubey, A Devi, G Kutty e R P Shankar, *Iranian J Pharmacol Therapeut.* 4(1), 2005, 9.

22. Barton e Ollis, Comprehensive Organic Chemistry, Pergamon Press, 4 (1979), 962.

23. T. Aruna Kumar e Jaya Prasad Rao, *Indian J. Heter. Chem.*, 11(1) (2001), 9.

24. T. Sambaiah e K. Kondal Reddy, *Synthesis*, (1990), 422.

25. Mathews, J. Craig, Clegg William, Elsegood, Mark R.J. Leeie, Troy A., Thorp Derek, Thorantan Peter, Lockhert, C. Joyce, *J. Chem. Soc. Dalton Trans*, 8 (1996), 1531.

26. Megumi Yamada, Yasuo Sato, Kazuko Kobayasui, Fukio Konno, Tomoko Soneda e Takashi Watanabe, *Chem. Pharm. Bull*, 46(3) (1998), 445.

27. Jozsef Kover, Tibor Timar, Tozsef Tompa, *Synthesis.* Nov. (1994), 1124.

28. Katritzky e Rees, *Comprehensive Heterocyclic Chemistry*, 6, 216.

29. C.D. Hein, R.J. Alheim e J.J. Leavitt, *J. Am. Chem. Soc.*, 79 (1957), 427.

30. Ying-Hung e J.P. Soi Heeschen, *J. Org. Chem.*, 62 (1997), 3552.

31. Thuy D. Dang, Leslie S. Hudson, Willian A. Feld e Fred E. Arnold, *Polymer Preprints*, 41(1), (2000), 103.

32. Yasuo Sato, Megumi Yamada, Sathoshi Yoshida, Tomoko Soneda, Midori Ishikawa, Tetsutaro Nizato, *J. Med. Chem.*, 41 (1998), 3015.

33. F. Gualtiere, G. Brody, A.H. Field Steel e W.A. Skinner, *J. Med. Chem.*, 14 (1971), 546.

34. Kenneth R. Kunz, *Organic Prep & Proc. Int.*, 22(5) (1990), 613.

35. Jian-Guo Sheo Qi Zhong Hai Ping Liao, Chang Qing Liu e Jing-Ferg Zhou, *Org. Prep Proceed Int.*, 24(5) (1992), 520.

36. Jois, H.R. Yajuanarayana Gibson, W. Harry, *J. Heterocycl. Chem.*, 29(5), (1992), 1365.

37. E. Banberger, *Ber.*, 36 (1903), 2042.

38. S. Van Niementowski, *Ber.*, 30 (1897), 3062.

39. Rostamizadeh, Shohnez, Derafshian, Esmaiel, *J. Chem. Res. Synpses*, 6 (2001), 227.

40. A.W. Hofmann e W.V. Miller, *Ber.*, 14 (1881), 567.

41. C. Grundmann e A. Kreutzberger, *J. Am. Chem. Soc.*, 77 (1955), 6559.

42. G.L. Jenkins, A.M. Knevel e C.S. Davis, *J. Org. Chem.*, 26 (1961), 274.

43. M. Roussos e J. Lecomte, *Patente alemã* 1, 124, 499, 1 de março de 1962, *Chem. Abstr.*, 57, 9858 (1962).

44. Y. Ito, Y. Inubushi, M. Zenbayashi, S. Tomita e T. Seegnasa, *J. Am. Chem. Soc.*, 95 (1973), 4447.

45. Y. Ito, I. Ito, T. Hirao e T. Saegusa, *Synth. Commun.*, 4 (1974), 97.

46. J.P. Ferris e F.R. Antonucci, *Chem. Commun*, 126 (1972).

47. B.M. Bhawal, S.P. Nayabhate, A.P. Likhile e A.R.A.S. Deshmukh, *Synth. Commun.*, 25(12) (1995), 3315.

48. Guillaume Poissonnet, *Synth. Commun.*, 27(22) (1997), 3839.

49. Emiko Koyama, Garig Yang e Kazuhisa Hirdani, *Tetrahedron Letts*, 41 (2000), 8111.

50. A.K. El-Shafei, A.M.M. El-Saghier, E.A. Ahmed, *Synthesis Fes*, (1994), 152.

51. R.H. Khan e R.C. Rastogi, *Indian J. Chem*, 28B (1989), 529.

52. Claudio Saitz, Herman Rodriquez, Amelia Marquez, Alvaro Canete, Carolina Jullian e Antonia Zanocco, *Synth. Commun*, 31(1), 135.

53. Fengjiang Wang e James R. Hauske, *Tetrahedron Letts*, 38(37), 6529.

54. Takatushi Kusaka e Toshio Wakabayashi, *Heterocycles*, 41(5) (1995), 447.

55. Takatoshi Kosaka, Keiko Ochiai, Setsuya Ohba, Toshio Wakabaysahi e Sei-itsu

Murota, *Bio-org and Med. Chem. Letters*, 5(1), (1995), 35.

56. Anitha Hari, Charles Karan, Warren C. Rodrignes e Benjamin L. Miller, *J. Org. Chem.*, 66 (2001), 991.

57. R.D. Haugwitz, R.G. Angel, G.A. Jacobs, B.V. Maurer, V.L. Narayanan, L.R. Cruthers e J. Szanto, *J. Med. Chem.*, 25 (1982), 969.

58. Salome Rodriguez-Morgode Purificacion Vazquez e Tomas Torres, Copy right 1996, 50040-4020 (96) 00290-6, 6781.

59. Qian, Xuhong, Li, Zhibin, Sorg, Gonghua, Lizhorg, *J. Chem. Res. Synop.*, 4 (2001), 138.

60. T.O. Olagbemiro, M.O. Agho, O.J. Abayeh, J.O. Amuptitan, *Recl. Trav. Chim. Pays-Bas*, 115(6), (1996), 337.

61. Aboulwafa, M. Omaima, A. Omar, M.E. Mohsen, *Sulfur Lett.*, 14(4) (1992), 181.

62. Kondo, Teruyuki, Yang, Sungborg, Huh, Keun Tae, Kobayashi, Masanobu, Kotachi, Shinji, Watanabe, Yoshihisa, *Chem. Lett.*, 7 (1991), 1275.

63. Richard S.Pottorf, Naresh K.Chadha, Martins Katkevics, Vita Ozola, Edgars Suna, hadi Ghane, Tor Regberg e mark R.Player, *Tetrahedron Letters,* 44(2003), 175.

64. Mohan babu Maradolla, Sunil Kumar Allam, Aaravathi Madha e G.V.P. Chandramouli, *ARKIVOC*, 2008, (XV) 42.

65. I.Mohamadpoor - Baltork, M.Moghadam, Sl.Angestaninejad, V.Mirkhani, M.A. Zolfigol ad S.F. Hojati, *J.Ira.Che.oc.*, 5, Suppl., (2008), 565.

66. G.V. Boyd, In : Comprehensive Heterocyclic Chemistry, A.R. Katritzky, C.W. Rees eds. Pergamon Oxford, 64(B) (1984), 178.

(a)T. Kusumi, T. Ooi, M.R. Walch, H. Kakisawa, *J. Am. Chem. Soc.*, 110 (1988), 2954.

(b)M.J. Suto e W.R. Turner, *Tetrahedron Lett.*, 36 (1995), 7213.

(a)M.O. Chaney, P.V. Nemarco, N.D. Jones, J.R. Occolowitz, *J. Am. Chem. Soc.*, 96 (1974), 1932.

(b)L. David e A. Dergomard, *J. Antibiotic,* 35 (1982), 1409.

(c) J.W. Wertly, J.W. Liu, J.F. Blount, L.H. Sello, N. Troupe e P.A. Miller, *J. Antibiotic,* 36 (1983), 1275.

(a)R.P. Hangwitz, B.V. Maurer, G.A. Jacobs, V.L. Narayanan, L.R. Cruthers, J. Szanto, *J. Med. Chem.,* 22 (1979), 1113.

(b)R.P. Hangwitz, R.G. Angel, G.A. Jacobs, B.V. Maurer, V.L. Narayanan, R.L. Cruthers e J. Szanto, *J. Med. Chem.,* 25 (1982), 969.

(a)D.W. Dunwell, P. Evans, T.A. Hicks, C.H. Cashin, A. Kitchen, *J. Med. Chem.,* 18 (1975), 53.

(b)D.W. Dunwell, P. Evans, T.A. Hicks, *J. Med. Chem.,* 18 (1975), 1158.

(c) D. Evans, C.E. Smith, W.R.N. Williamson, *J. Med. Chem.,* 20 (1977), 169.

(d)D.W. Dunwell e D. Evans, *J. Med. Chem.,* 20 (1977), 797.

67. 50.(a) P.D. Edwards, E.F. Meyer, J. Vijayalaxmi, P.A. Tuthill, D.A. Andisik, B. Gomes, A. strimplet, *J. Am. Chem. Soc.,* 114 (1992), 1854.

(c) P.D. Edwards, J.R. Damewood, G.B. Steelman, C. Bryant, B. Gomes e J. Williams, *J. Med. Chem.,* 38 (1995), 87.

(d)P.D. Edward, M.A. Zottola, M. Davis, J. Williams e P.A. Tuthil, *J. Med. Chem.,* 38 (1995), 3972.

(a)Y. Katsura, S. Nishino, Y. Inone, M. Tomoi e H. Takasugi, *Chem. Pharm. Bull,* 40 (1992), 371.

(b)Y. Katsura, Y. Inoue, S. Nishino, M. Tomoi, H. Itoh e H. Takasugi, *Chem. Pharm. Bull,* 40 (1992), 1424.

68. M.J. Suto e W.R. Turner, *Tetrahed. Lett.,* 36 (1995), 7213.

69. D.A. Evans, C.E. Sacks, W.A. Kleschick, T.R. Taser, *J. Am. Chem. Soc.,* 101 (1979), 6789.

70. D.W. Dunwell, D. evans, T.A. Hicks, C.H. Cashin, e A. Kitchen, *J. Med. Chem.,* 18 (1975), 53.

71. U. Claussen e H. Harnisch, *Eur. Pat. Appl.,* 25 (1981), 136.

72. Stendby, S. *Surfactant Sci. Ser.*, 5 (1981), 729.

(a)B.M. Trost, I. Fleming. 'Comprehensive organic synthesis'; ed.s C.H. Heathcock, Ed. Pergamon Press, Nova Iorque, Vol. 2 (1991).

(b)A. Reser, L.J. Leyshon, D. Saunolers, M.V. Mijovic, A. Bright e J. Bogie, *J. Am. Chem. Soc.*, 94 (1972) 2414.

73. Barton & Ollis, Comprehensive organic chemistry, Pergamon Press, vol. 4, 1979, pp 962.

74. Ilkay Oren, Ozlem Temiz, Ismail Yalcin, Esin Sener, Ahmet Akin e Nejat Ucarturk, *Arzneim-Forsch / Drug Res.*, 47(II) (12) (1997), 1393.

75. Seyham Ersan, Sultan Necok, Rukiye Berkem e Tuncel Ozden, *Arzneim-Forsch / Drug Res.*, 47(II)(8) (1997), 963.

76. Elamin, I., Elnima, M. Uppal Zubair e Abdullah Al Badar, *Antimicrob. Agents, Chemother*, 19(1) (1981), 29.

77. R.H. Kahn e R.C. Rastogi, *Indian J. Chem*, 28B (1989), 529.

78. El-Sherial, Mahmoud, Abdel-Rahman e El-Naggar, *J. Indian Chem. Soc.*, 60 (1983), 58.

79. M. Sarangapani e V. Malla Reddy, *Indian J. Pharm. Sci.*, 56 (1994), 174.

80. Oren, Ilkay, Temiz, Ozlem, Yakin, Ismail, Sener, Esin e Altanlar Nurten, *Eur. J. Pharm. Sci.*, 7(2) (1999), 153.

81. Sener, Esin, Temiz, Oezlem, Oeren, Ilkay, Yalcin, Ismail, Akin, Ahmet, Ucartwerk, Nejat, Ankara Univ. Eczacilik. Falc. Derg, 24(1) (1995), 10.

82. Cakir, Bilge, Ucucu, Umit, Buyukbingol, Erdem, Abbasoglu e Ufuk, *Gazi. Univ. Eczacilik Fak. Derg.*, 6(1) (1989), 15.

83. Sener, Esin, Yalcin, Iswail, Ozden, Seckin, Ozden, Tuncel; Akin, Ahmet; Yildiz e Sulhiye, *Doga. Tip Eczacilik,* 11(3) (1987), 391.

84. Rajendra S. Varma e Kaushal Verma, *Indian J. Chem,* 25B (1986), 877.

85. Jarmila Vincova, Vaclav Horak, Viladimir Buchta, Jarmila Jaustova, Highly Lipophilic benzoxazoles with potential anibacterial activity, *Molecules,* 10(2005), 783.

86. Jarmila Vincova, Katerina Cermakova, Alexandra tomeckona, Martina Ceckova, Josef Japilek, Pavel Cermark, Jiri Kues, Martin Dolezal e Frantisek Stacid, *Bioorg.MedChem.*, 14(2006), 5850.

87. Betul Tekier-Gulbas, Ozlem T|emiz-Arpaci, Ilkay Yildiz e Nurten Altanlar, *Europe J.Med.Chem.*, 42(2007), 1293.

88. Balaswamy G, Srinivas K, Pradeep P e Sarangapani M. *Int. J. Chem. Sci.*: 10(2), 2012, 619.

89. Kumar NS, Amandoron EA, Cherkasov A, et al. *Bioorg Med Chem.* 20(24)2012, 7069.

90. Muthanna SF e Kawkab Y S. *Pharmacie Globale* (IJCP) 2013, 02 (02)

91. Surendra Bahadur e Pandey, *J. Indian Chem. Soc.*, 58 (1981), 883.

92. Yousuke Katsura, Yoshikazu Inoue, Signetaka Nishino, Masaaki Tomoi, Harunobu Itoh e Hisashi Takasugi, *Chem. Pharm. Bull*, 4(6) (1992), 1424.

93. Yousuke Katsura, Yoshikazu Inone, Masaaki Tomoi e Hisashi Takasugi, *Chem. Pharm. Bull*, 40(8) (1992), 2062.

94. Singur Noyanalapam e Esin Sener, *FABARD Farm Bilimer Derg Turkish*, 11(1986), 111; *Chem. Abstr.*, 106 (1987), 196302Z.

95. Tetsuya Makino, Tetsuya Kato, Takayuki Imaoka e Masayuki Kaneko, Jpul Kokai, Tóquio JP 0446, 177 (92,46, 177) (Cl. 07 D 413/12), 17 de fevereiro de 1992; *Chem. Abstra.*, 117 (1992), 69856k.

96. Peter Paul Wilhelm, Wilhelm, Sittenthales, Hans Ulrich Bernhard e Torsten Rehm, *Ger. Offen D.E.* 3, 638685 (Cl. A. 01 N57/08), 19 de maio de 1980, *Chem. Abstr.*, 109 (1989), 110657.

97. John J. Nestor, Jr., Bonnie L-Homer, Teresa L. Ho., Gordon H. Jones, Georgia I'Me Rao e Brain H. Vickeny, *J. Med. Chem.*, 27 (1984), 320.

98. David W. Dunwell, Delme Evans e Terence A. Hicks, Colin H. Cashin e Annc Kitchen, *J. med. Chem.*, 18 (1975), 53.

99. David W. Dunwell, Delme Evans, Terrence A. Hicks, *J. Med. Chem.*, 18 (1975), 1158.

100. Delme Evans, Christine E. Smith e W.R. Nigel Williamson, *J. Med. Chem.*, 20 (1977), 169.

101. David W. Dunwell e Delme Evans, *J. Med. Chem.*, 20 (1977), 797.

102. Takatoshi Kosaka, Keiko Ochiai, Setsuya Ohba, Toshio Wakabayashi e Sei-itu Murota, *Biorg. Med. Chem. Lett.*, 5 (1995), 35-38.

103. B.Gopala Krishna, N.Raghunadan, J.V.Rao, S.Bari, B.Srinivas, A.Vekatesham e |M.Sarangapai, *Indian Drugs*, 42(6) (|2005), 369.

104. Serder Unli, Sultn Nacak Baytas, Esra Kupeli, Erdem yesileka, *Arch, Phar.MedChem.*, (2003), 336.

105. A K Das, A K Srivastava, C.Jyothi, Jitedra, MBaidya, M Ghate e jay Gupta, *Indian J.Het.Chem.*, 14(2004), 83.

106. M Koskal, N Gokhan, |E Kupeli, E Yesidada, H Erdoga, *Arch.Par. Chem. Life.Sci.*, 338(2005), 117.

107. Saritha G, Manne PK, Ambati PS, Bommalla S, Ganneboina J, Chikoti A. *Int J Biopharm.* 3(1)2012, 50.

108. F Haviv, James D. Ralajakezyk, Robert W. Denet, Francis A. Kerdesky, Roland L. Walters, Steven P. Schmidt, James H. Holms, Patrick R. Young e George W. Carter, *J. Med. Chem.*, 31 (1988), 1719.

109. R.D. Haugwitz, R.G. Angel, G.A. Jacobs, B.V. Manner, V.L. Narayanan, L.R. Crothers e J. Szanto, *J. Med. Chem.*, 25 (1982), 969.

110. J Vishnu, P Srivastava, S K Singh, M Kandapal, B.L. Tekwani, *Biorg. Med. Chem. Lett.*, 7 (1997), 1087.

111. R.K.Saksena, |Sadhaa Puri e R Prakash, *Indian J.Het.Chem.*,13(2003), 369.

- Cox, H Jackson, VA Vargas, A Baez, J I Colon, B C Gonalez e M de Leon, *J. Med. Chem.*, 25 (1982), 1378.

112. S.Kini, G Saraswat, AM Gandhi, *Indian J.Het.Chem.*, 15(2005),99.

113. Chinpial Chen, Shu - Ting Huag, I.Je Hsei, *Bioorg.med.Chem.*, 14(2006), 6106.

114. S Aiello, G Wells, E LStone, H Kadri, R Bazzi, DR Bell, M FG Stvens, C S

Matthews, TD Bradshaw, A D Westwell, *J.med.Chem.*,51 (2008),5135.

115. Jayanna ND, Vagdevi HN, Dharshan JC, et al. *J Chem.* 2013, Artigo ID 864385

116. Abdou WM, Barghash RF, Sediek AA. *Eur J Med Chem.* 57 (2012), 362.

117. K Arakawa, M Inamasu, M Mumoto, K Okumura, K Yasuda, H Akatsuka, S Kawanani, A Watanase, K Homma, Y Saiga, M Jzei e I Iijima, *Chem. Pharm. Bull*, 45(12) (1997), 1984.

118. F Akahoshi, A Ashimori, H Sakashita, T Yoshimura, T Imada, M Nakasima, N Mitsutomi, S Kuwaharu, Tatsuyukioutsuka, C Fukaya, M Mixazaki e Nakamura, *J. Med. Chem.*, 44 (2001), 1286.

119. M Yamada, Y Sato, K Kobayashi, F Konno, T Soneda, T Watanasa, *Chem. Pharm. Bull*, 46(3) (1998), 445.

120. Y Sato, M Yamada, S Yoshide, T Soneda, M Ishikawa, T Nizato, K Suzuki, F Konno, *J. Med. Chem.*, 41 (1998), 3015

121. H Sato, T Dan, E Onuma, H Tanaka, B Aoki e H Koga, *Chem. Pharm. Bull*, 39(7) (1991), 1760.

122. Billich, Andreas, Schreiner, E Paul, Wolf-Winiski, A.G. B Noverkis, GB 1999-27439 (1991), G.B. 2000-7511 (2001), Patent CA Section : 28 Section 1, 2, 32.

123. C.R. Burkholder, W.R. Dolbier, M. Medebielle, *J. Flourine Chem,* 102(1-2) (2000), 369.

124. Amia M.Rida, F A. Ashour, A.M. Soad, El-hawash, M. E Mona, H.Badr, Manal A.Shalaby, *Eur J.Med.Che.,* 40(2005), 949.

125. Ileana I.Rodrigez, Abimacl D.Rodriguez, Yuehong Wang, Scott G.Franzblau, *Tetrahedron Letts,* 47(2006), 3229.

126. Katritzky e Boulton, *Advances in Heterocyclic Chemistry*, 23 (1978), 202.

127. Peter J. Little e Adrian J. Ryan, *Biochem. Pharma*, 31(9) (1982) 1795.

128. Susan Y. Tamura, Brian M. Shamblin, Terenne K. Brunek e William C. Ripka, *Biorg. Med. Chem. Lett.*, 7(10) (1997), 1359.

129. Kalindian, S Barret, Buek, I Maria, L C M Rachel, Tozer, M John, PCT Ind. Appl.

WO 2001085724 A1 (2001).

130. Ucucu, Umit, Isikdag, Ilhan, Guendagdu, Nalani, Mercagonz e Ayse. *J. Fac. Pharm. Gazi Univ.,* 12(2) (1995), 165.

131. Jung, B Hee, Choi, Sung-Won, Park Jenin-Giew; Cho, Kui-Woog, Korg e Jare Yang, *Korean J. Med. Chem.,* 9(2) (1999), 56.

132. L Brehu, A C Fernades, O Lavergne, *Tetrahedron Letts,* 46(2005), 1437.

133. R N Brown, R Cameron, D K Chalmers, S Hamilto, A Luttick, G Y Krippner, Darryl B.McConnell, R Nearn, P C Tanislawski, Simon P.Tucker, Keith G.Watson, *Bioorg.Med.Chem.Letts.,* 15(2005), 2051.

134. PCR Stella , R Shameela, BR Venkatraman. *J Chem Pharm Res*, 2012, 4(6):2988.

135. A. Korolkovas Essentials of medicinal chemistry. 2nd Ed, Nova Iorque: Wiley Publishers; 1987, 3.

136. Wilson e Gisvold, John HB e John MB editores. TB de química orgânica, medicinal e farmacêutica. 11th ed, Philadelphia Lippincot Publishers; 1998; 299.

137. Sheikh AS, Mian ZSU, Talaha MA, Farhad WK, Gilani A. Scientific World 2010;1(2): 40.

138. Tripathi KD. Essentials of Medical Pharmacology (Fundamentos de Farmacologia Médica). 5.ª ed. Jaypee Brothers Medical Publishers (P) Ltd, Nova Deli. 2003; 627.

139. Foye WO editor. Princípios de Química Medicinal. 3ª ed. Verghese Publishing House, Bombaim: 1989; 679.

140. Dye C, Williams BG, Espinal MA, Raviglione MC. *Science* 295, 2002, 2042.

141. Kochi A. Programa Mundial de Tuberculose da OMS TB: Grupos de Risco. *Relatório da OMS sobre a epidemia de tuberculose* Genebra: Organização Mundial de Saúde; 1996, 225.

142. Organização Mundial de Saúde (OMS). Tuberculose. Fact Sheet. No. 104; Genebra: OMS; 2000; 275.

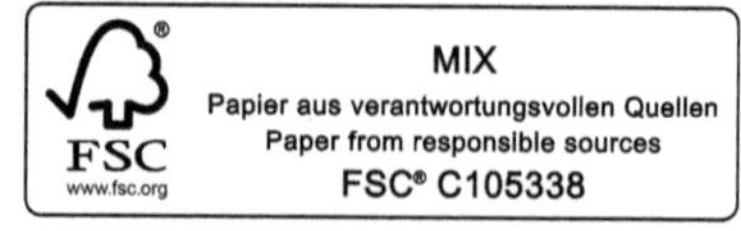

Printed by Books on Demand GmbH, Norderstedt / Germany